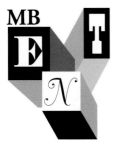

編集企画にあたって……

　近年，感染症に対する危機管理は，世界中のすべての医療関連施設そして社会全体における最重要課題となっています．薬剤耐性菌問題もその1つで，医療施設だけでなく地域社会にまで広がりをみせ，この問題は今や人類全体の危機として捉えられています．このような経緯から，本邦では2016年に「薬剤耐性（AMR）アクションプラン」が採択され（現在は二期目），耐性菌問題は医療現場のみならず，国を挙げて取り組むべき重要課題として取り上げられ，抗菌薬の適正使用が強く求められています．

　また，新型コロナウイルス感染症の世界的な拡大は，感染症がもたらす脅威を再認識させると同時に，ワクチン開発や感染予防策の重要性，さらには感染症診療体制の脆弱性を浮き彫りにしました．今後も新たなウイルスによるパンデミックや，新規薬剤耐性菌の発生と拡大が危惧される中，感染症に対する対策と診療の重要性は一層高まることが予測されています．一方で，高度先進医療，医学教育を担う大学病院や拠点病院においてさえ，感染症診療，感染症危機管理の専門家が少なく，現場で十分な対応ができていないことも事実です．

　このような背景を踏まえ，耳鼻咽喉科・頭頸部外科領域における感染症の包括的な知見をとりまとめ，感染症を専門としない先生方にも現場で実践的に活用できる内容を目指して本書を企画いたしました．急性感染症や術後感染予防，医療関連感染対策，内視鏡を中心とした消毒・滅菌に関わることまで，それぞれの分野の専門家に耳鼻咽喉・頭頸部外科に特化した実戦的な解説をしていただきました．本書が日々の診療現場で役立つ具体的な対応の指針となり，感染症診療，対策のさらなる向上に寄与できましたら幸いです．

2024年11月

矢野寿一

KEY WORDS INDEX

和　文

あ行

アスペルギルス　*36*
医療関連感染　*71*
インフルエンザ菌　*1*
A 群 β 溶血性連鎖球菌　*19*
黄色ブドウ球菌　*64*

か行

環境消毒　*71*
感染対策　*80*
急性咽頭炎・扁桃炎　*19*
急性鼻副鼻腔炎　*8*
頸部膿瘍　*30*
結核　*54*
嫌気性菌　*64*
抗 MRSA 薬　*45*
抗菌薬治療　*19*
抗菌薬適正使用　*8*
抗真菌薬　*36*
高水準消毒薬　*80*

さ・た行

糸状菌　*36*
耳鼻咽喉科内視鏡　*80*
重症度分類　*19*
手指衛生　*71*
手術部位感染症　*64*
小児急性中耳炎診療ガイドライン
　2024　*1*
侵襲性副鼻腔真菌症　*36*
スポルディング分類　*80*
潜在性結核感染症　*54*
治療アルゴリズム　*19*

は行

肺炎球菌　*1*
非結核性抗酸菌症　*54*
標準予防策　*71*
β-ラクタマーゼ　*30*
β-ラクタマーゼ非産生アンピシ
　リン耐性インフルエンザ菌　*1*
ペニシリン耐性肺炎球菌　*1*
偏性嫌気性菌　*30*

ま行

ムコール　*36*
メチシリン耐性黄色ブドウ球菌
　45
滅菌と消毒　*80*

や・ら行

薬剤耐性　*30*
薬物血中濃度モニタリング　*45*
予防抗菌薬　*64*
連鎖球菌　*64*

欧　文

A

acute pharyngitis, tonsillitis　*19*
acute rhinosinusitis　*8*
anaerobes　*64*
antibiotic treatment　*19*
antifungal agents　*36*
antimicrobial stewardship　*8*
anti-MRSA antibiotics　*45*
Aspergillus　*36*

B・C

β-lactamase　*30*
β-lactamase non-producing
　ampicillin resistant *Haemophilus*
　influenzae　*1*
Clinical practice guidelines for
　the diagnosis and management
　of acute otitis media in
　children 2024　*1*

D・E・G

deep neck infection　*30*
environmental disinfection　*71*
Group A *streptococcus*　*19*

H

Haemophilus influenzae　*1*
hand hygiene　*71*
healthcare-associated infection
　71
high-level disinfectant　*80*

I・L

infection control　*80*
invasive fungal sinusitis　*36*
latent tuberculosis infection　*54*

M・N

methicillin-resistant *Staphylococcus*
　aureus　*45,71*
mold　*36*
MRSA　*45,71*
Mucor　*36*
nontuberculous mycobacteria　*54*

O・P

obligate anaerobe　*30*
otorhinolaryngological endoscope
　80
penicillin resistant *Streptococcus*
　pneumoniae　*1*
preventive antibiotics　*64*

S

severity classification　*19*
Spaulding's classification　*80*
SSI　*64*
standard precautions　*71*
Staphylococcus aureus　*64*
sterilization and disinfection　*80*
Streptococcus anginosus group
　30
Streptococcus pneumoniae　*1*
Streptococcus spp.　*64*
surgical site infection　*64*

T

TDM　*45*
therapeutic drug monitoring　*45*
tolerance to drug　*30*
treatment algorithm　*19*
tuberculosis　*54*

WRITERS FILE ライターズファイル（50音順）

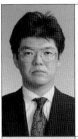

宇野 芳史
（うの よしふみ）
- 1987年 大阪医科大学(現，大阪医科薬科大学)卒業
- 1991年 岡山大学医学部大学院修了
  同大学医学部，助手
- 1992年 岡山済生会総合病院耳鼻咽喉科
- 1995年 宇野耳鼻咽喉科クリニック，院長

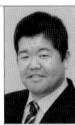

阪上 智史
（さかがみ ともふみ）
- 2006年 関西医科大学卒業
- 2008年 同大学耳鼻咽喉科入局
- 2010年 岸和田市民病院耳鼻咽喉科
- 2012年 関西医科大学耳鼻咽喉科，助教
- 2014年 武田総合病院耳鼻咽喉科
- 2016年 済生会野江病院耳鼻咽喉科
- 2017年 関西医科大学耳鼻咽喉科・頭頸部外科，助教

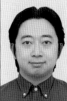

水野 友貴
（みずの ともき）
- 2020年 奈良県立医科大学卒業
  東北医科薬科大学病院，初期臨床研修医
- 2022年 りんくう総合医療センター総合内科・感染症科，専攻医
- 2024年 東北医科薬科大学病院感染症内科／感染制御部，専攻医

角田 梨紗子
（かくた りさこ）
- 2005年 弘前大学卒業
- 2007年 東北大学病院耳鼻咽喉・頭頸部外科
- 2015年 同大学大学院医学系研究科博士課程修了
- 2016年 東北医科薬科大学耳鼻咽喉科，助教
- 2018年 東北大学耳鼻咽喉・頭頸部外科，助教

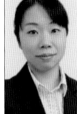

鈴木 由希
（すずき ゆき）
- 2008年 宮城大学看護学部卒業
  仙台厚生病院，看護師
- 2016年 東北大学大学院医学系研究科修士課程修了
- 2020年 奈良県立医科大学医学研究科博士課程修了
- 2020年 同大学微生物感染症学講座，助教

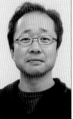

矢野 寿一
（やの ひさかず）
- 1994年 長崎大学卒業
  同大学耳鼻咽喉科入局
- 1998年 北里大学医学部微生物学教室
- 2002年 東北労災病院耳鼻咽喉科，医長
- 2005年 東北大学病院耳鼻咽喉・頭頸部外科，助手
- 2006年 仙台医療センター臨床研究部ウイルスセンター
- 2008年 東北大学大学院医学系研究科感染制御・検査診断学分野，講師
- 2014年 奈良県立医大微生物感染症学講座，教授

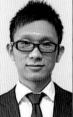

熊井 琢美
（くまい たくみ）
- 2008年 旭川医科大学卒業
- 2009年 同大学耳鼻咽喉科・頭頸部外科学講座入局
- 2012年 同大学病理学講座 免疫病理分野，助教
- 2014〜16年 米国ジョージア州立大学癌研究所，博士研究員
- 2016年 旭川医科大学頭頸部癌先端的診断・治療学講座，特任助教
- 2018年 同，特任講師
- 2022年 同大学耳鼻咽喉科・頭頸部外科学講座，講師

西原 悠二
（にしはら ゆうじ）
- 2012年 熊本大学卒業
  熊本赤十字病院，初期研修医
- 2014年 亀田総合病院総合内科，後期研修医
- 2017年 同病院感染症内科，フェロー
- 2020年 奈良県立医科大学感染症センター
- 2021年 同，病院助教
- 2023年 同(2023年10月より奈良県立医科大学感染症内科学講座に変更)，助教

河野 正充
（こうの まさみつ）
- 2005年 和歌山県立医科大学卒業
- 2007年 同大学耳鼻咽喉科・頭頸部外科入局
- 2011年 有田市立病院耳鼻咽喉科
  和歌山県立医科大学耳鼻咽喉科・頭頸部外科，助教
- 2014年 米国ペンシルバニア大学微生物学教室 Research Fellow
- 2015年 米国ニューヨーク大学微生物学教室 Associate Research Scientist
- 2016年 和歌山県立医科大学耳鼻咽喉科・頭頸部外科，助教
- 2020年 同，講師
- 2023年 同，准教授

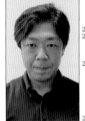

馬場 啓聡
（ばば ひろあき）
- 2007年 群馬大学卒業
- 2009年 富士重工業健康保険組合総合太田病院（現，スバル健康保険組合太田記念病院）小児科
- 2019年 東北大学大学院医学系研究科博士課程修了
  同学病院総合感染症科，医員
  同大学院医学系研究科感染制御インテリジェンスネットワーク寄附講座，助教
- 2021年 同大学病院総合感染症科，助教

CONTENTS

手元に1冊！抗菌薬の適正使用ガイド

小児急性中耳炎 ………………………………………… 熊井　琢美　　**1**

小児急性中耳炎診療ガイドライン 2024 を踏まえた肺炎球菌とインフルエンザ菌の分離状況および抗菌薬耐性化について，そして現状で推奨される抗菌薬療法について述べる．

急性鼻副鼻腔炎 ………………………………………… 河野　正充ほか　**8**

急性鼻副鼻腔炎の正確な診断と重症度分類を行い，細菌感染が疑われる症例に対して適切な抗菌化学療法を行うことが重要である．

急性咽頭炎 ……………………………………………… 宇野　芳史　　**19**

急性咽頭炎・扁桃炎の抗菌薬適正治療については，抗菌薬の不適正使用に注意をおき，対象症例の抗菌薬投与の必要性の有無を常に意識して治療を行う必要がある．

嫌気性菌感染症 ………………………………………… 阪上　智史ほか　**30**

嫌気性菌の種類と特徴を把握して確実な検出と抗菌治療を行えるようにする．好気性菌との混合感染によって病原性が増悪することがあるため，注意する．

耳鼻咽喉科領域における真菌感染症 ………………… 西原　悠二ほか　**36**

急性侵襲性副鼻腔真菌症は経過が早く致命的となる．十分量の培養・病理検体を採取した後，抗糸状菌活性をもつリポソーマルアムホテリシン B を開始し，病巣のデブリードマンを行う．

編集企画/矢野寿一
奈良県立医科大学
微生物感染症学講座教授

Monthly Book ENTONI　No. 305/2025. 1　目次

編集主幹/曾根三千彦　香取幸夫

MRSA 感染症 ·· 馬場　啓聡　**45**

MRSA は臨床現場でもっとも遭遇する機会の多い多剤耐性菌である一方，病原性も高い．病態に応じた最適な対応を行うため，各抗 MRSA 薬の特性を十分に理解しておく必要がある．

抗酸菌感染症 ·· 水野　友貴ほか　**54**

頭頸部結核は他疾患と類似した症状を呈し，時に診断に難渋する．本稿では頭頸部結核の臨床像と診断，感染対策について解説する．

耳鼻咽喉・頭頸部外科手術における術後感染予防抗菌薬の適正使用 ····· 矢野　寿一　**64**

手術部位感染症の防止のため，さらには耐性菌出現予防のために術後感染予防抗菌薬の適切な使用が重要である．

耳鼻咽喉・頭頸部外科領域における医療関連感染対策 ····················· 角田梨紗子　**71**

耳鼻咽喉・頭頸部外科領域における医療関連感染対策としては，標準予防策が基本となり，中でも手指衛生，個人防護具，呼吸器衛生，機器の取り扱いは特に重要となる．

耳鼻咽喉・頭頸部外科領域における滅菌と消毒—内視鏡を中心に— ········ 鈴木　由希　**80**

耳鼻咽喉・頭頸部外科における内視鏡や医療器具は，患者の体液や飛沫により汚染が起こりやすい．それぞれの消毒薬の特性とスポルディングの分類に基づき，適切な管理が求められる．

Key Words Index ······························ 前付 2
Writers File ····································· 前付 3
FAX 専用注文書 ································· 87
FAX 住所変更届け ······························ 88
バックナンバー在庫一覧 ······················ 89
Monthly Book ENTONI 次号予告 ················ 90

【ENTONI® （エントーニ）】
ENTONIとは「ENT」（英語のear, nose and throat：耳鼻咽喉科）にイタリア語の接尾辞 ONE の複数形を表す ONI をつけ，耳鼻咽喉科領域を専門とする人々を示す造語．

前付 5

よくわかる耳管開放症
―診断から耳管ピン手術まで―

著者 小林俊光　池田怜吉 ほか

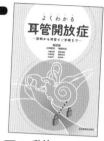

2022年5月発行　B5判　284頁　定価 8,250 円（本体価格 7,500 円＋税）

耳管開放症とは何か…病態や症状、検査、診断に留まらず、耳管の構造、動物差まで、現在までに行われている本症の研究の全てと世界初の耳管開放症治療機器「耳管ピン」の手術やその他治療法についても紹介し、耳管開放症を網羅した本書。研究の歴史や機器開発の過程なども余すところなく掲載し、物語としても楽しめる内容です。目の前の患者が耳管開放症なのか、そして治療が必要な症状なのか、診療所での鑑別のためにぜひお役立てください。

目次

Ⅰ．耳管閉鎖障害とは？
1) 耳管閉鎖障害の分類
2) 耳管閉鎖障害における自声強聴の苦痛

Ⅱ．耳管の動物差
1) 耳管開放の観点から；in vivo での計測結果を含めて

Ⅲ．耳管閉鎖障害の疫学
1) 一般人口における耳管開放症の頻度
2) 東北大学における耳管開放症の外来統計
3) 開業医における耳管閉鎖障害の頻度
4) 「耳管開放症・耳管閉鎖不全の診療の実態ならびに耳鼻科医の意識」に関する全国アンケート調査

Ⅳ．耳管開放症の診断法
1) はじめに
2) 問　診
3) 鼓膜所見
4) オトスコープによる患者発声の外耳道からの聴取
5) 耳管機能検査装置を用いた検査
6) 内視鏡的診断法
7) 新しい音響学的診断法の考案と臨床応用
8) 耳管の新しい画像診断法

Ⅴ．耳管開放症の症状に関する研究
1) はじめに
2) 自声強聴に関する研究
3) 耳管開放症の症状としての鼻声についての研究

Ⅵ．耳管開放症の原因
1) はじめに
2) 体重減少に伴う耳管開放症
3) 妊娠と耳管開放症
4) 成長ホルモン欠乏と耳管開放症
5) 低血圧と耳管開放症
6) 透析・脱水と関連した耳管開放症
7) シェーグレン症候群と耳管開放症
8) 上顎前方延長術に伴う耳管開放症
9) 顔面外傷に伴う耳管開放症
10) 三叉神経障害による耳管開放症
11) 上咽頭がんに対する放射線療法後の耳管開放症
12) 急性中耳炎後に一過性に発症した耳管開放症

Ⅶ．体位変化と耳管開放症
1) はじめに
2) 体位変化に伴う耳管機能変化-ヒトにおける計測-
3) 体位変化に伴う耳管機能の変化-動物実験-
4) 体位変化および頸部圧迫時の耳管の変化（内視鏡所見）
5) 体位変化の耳管および周囲構造への影響（画像解析）

Ⅷ．鼻すすり型耳管開放症
1) はじめに
2) "鼻すすりロック"による耳管開放症状の軽減
3) 鼻すすり型耳管開放症が引き起こす中耳病変
4) 鼻すすり型耳管開放症の取り扱い
5) 鼻すすり型耳管開放症と真珠腫
6) 鼻すすりロック時の耳管咽頭口所見
7) 耳管の鼻すすりロック現象
　-CT、MRI による観察-
8) 鼻すすりによる耳管の変形
　-有限要素モデルを用いた解析-

Ⅸ．耳管開放症の隠蔽（masked patulous Eustachian tube）
1) はじめに
2) 鼓膜形成術後に顕在化した耳管開放症
3) 耳硬化症に合併した隠蔽性耳管開放症
4) 真珠腫における隠蔽性耳管開放症

Ⅹ．耳管開放症診断基準
1) 耳管開放症診断基準案 2016
2) 耳管開放症診断基準に則った診断の実際
3) 耳管開放症確実例における自覚症状と検査陽性率

Ⅺ．耳管閉鎖障害の治療
1) 総説-本邦および世界における耳管閉鎖障害治療の現況
2) 我々の治療方針
　（生活指導／生理食塩水点鼻療法／ルゴールジェル注入療法／鼓膜への操作による治療／耳管ピンによる治療）

文献
付録（問診表・PHI-10）
索引

全日本病院出版会　〒113-0033　東京都文京区本郷 3-16-4　Tel:03-5689-5989
www.zenniti.com　　　　　　　　　　　　　　　　　　　　Fax:03-5689-8030

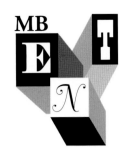

◆特集・手元に1冊！ 抗菌薬の適正使用ガイド

小児急性中耳炎

熊井琢美*

Abstract 小児急性中耳炎の起炎菌のうち，大半は肺炎球菌とインフルエンザ菌である．これらの菌種で抗菌薬に対する耐性菌が増加していることを受け，小児急性中耳炎ガイドラインが作成された．AMPC を抗菌薬の第一選択として推奨することや肺炎球菌ワクチンの普及を受けて耐性菌の分離状況は経時的に変化しており，定期的な抗菌薬の選択の見直しが必要である．現状では，中等症以上の小児急性中耳炎における第一選択薬は AMPC あるいは CVA/AMPC であり，3～5 日投与後の鼓膜所見を含めたフォローが欠かせない．本稿では 2024 年度のガイドライン改訂に伴った抗菌薬の選択や，第 6 回耳鼻咽喉科領域感染症臨床分離菌全国サーベイランスに基づく耐性菌の分離状況について概説する．

Key words 小児急性中耳炎診療ガイドライン 2024(Clinical practice guidelines for the diagnosis and management of acute otitis media in children 2024)，肺炎球菌(*Streptococcus pneumoniae*)，インフルエンザ菌(*Haemophilus influenzae*)，ペニシリン耐性肺炎球菌(penicillin resistant *Streptococcus pneumoniae*)，β-ラクタマーゼ非産生アンピシリン耐性インフルエンザ菌(β-lactamase non-producing ampicillin resistant *Haemophilus influenzae*)

はじめに

急性中耳炎は一般的に「耳痛や発熱，耳漏を伴うことがある急性に発症した中耳の感染症」と定義される小児感染症であり，発熱や耳痛を呈して耳鼻咽喉科を受診する．本邦における急性中耳炎の正確な罹患頻度は不明であるものの，日常診療において多くの症例を経験する common disease といえる．

従来，急性中耳炎には抗菌薬は不要とする報告がなされていた．点鼻薬と鎮痛薬のみで 90％以上の症例が軽快するため，発症 3～4 日は抗菌薬が不要とする報告が 1985 年になされた[1]．Spiro らも経過観察のみでほとんどの急性中耳炎は根治ができる旨を 2006 年に報告している[2]．免疫不全例などでは抗菌薬の早期投与が必要なものの，大半の症例ではその有用性は低いとする論調があった[3]．一方で，Damoiseaux らは 6 か月以上 2 歳以下の小児において，アモキシシリン(AMPC)40 mg/kg 投与で解熱に至る日数の短縮や鎮痛薬の消費量を減らすことができたと報告している[4]．Le Saux らも，6 か月以上 5 歳以下では AMPC 60 mg/kg で解熱と鎮痛を早期に得られたことを報告した[5]．クラブラン酸(CVA)/AMPC とアジスロマイシン(AZM)の比較では，CVA/AMPC が有意に起炎菌の中耳からの消失に寄与していた[6]．無作為化比較試験においても，CVA/AMPC 投与は下痢の頻度を増やすものの鼓膜所見を改善し，追加治療の必要性を低下させることが証明された[7,8]．6 か月以上 12 歳以下でも AMPC は解熱に有効であったが，ここで問題になるのは多剤耐性肺炎球菌の保菌が上咽頭で増えていたことである[9]．AMPC 投与により上咽頭のペニシリン感受性が高い細菌は減少するが，耐性菌の比率は上昇

* Kumai Takumi, 〒078-8510 北海道旭川市緑が丘東 2 条 1-1-1 旭川医科大学耳鼻咽喉科・頭頸部外科，講師／同大学頭頸部癌先端的診断・治療学講座，特任准教授

する[10]．当然，耐性菌が増えるほど小児急性中耳炎は難治化していく．本稿では近年の急性中耳炎起炎菌の分離状況に加えて，小児急性中耳炎診療ガイドライン2024[11]を踏まえた抗菌薬療法について概説する．

近年の急性中耳炎起炎菌の分離状況

2024年の時点では，2020年に発表された第6回耳鼻咽喉科領域感染症臨床分離菌全国サーベイランス（以下，第6回サーベイランス）が最新の小児急性中耳炎における起炎菌分離状況をあらわしている[12]．本サーベイランスでは，2015～2017年の間に大学病院や関連施設を含む48施設を受診した6歳以下の急性中耳炎例などの感染症を対象とした．なお，対象菌種は肺炎球菌と化膿レンサ球菌，黄色ブドウ球菌，インフルエンザ菌，モラクセラ・カタラーリス，緑膿菌，*Porphyromonas* spp., *Prevotella* spp., *Fusobacterium* spp. の9菌種であり，薬剤感受性には39種類の薬剤が用いられた．急性中耳炎でエントリーした148例の中耳貯留液のうち，109例で158株の細菌が検出された．分離された158株のうち，インフルエンザ菌（38.0％），肺炎球菌（10.1％）およびモラクセラ・カタラーリス（3.2％）の3菌種が分離菌の過半数を占めていた．1990年代はインフルエンザ菌と肺炎球菌がそれぞれ10％台，黄色ブドウ球菌が30％近くを占めていたが，2000年代より黄色ブドウ球菌が占める割合は激減し，2007年には肺炎球菌が34％でインフルエンザ菌が24％となっていた．黄色ブドウ球菌の検出率の低下は，検体採取の精度向上に伴って常在菌の混入が避けられたことも一因と考えられる．その後，抗菌薬の適正使用や肺炎球菌ワクチンの普及に伴って肺炎球菌が減少し，相対的にインフルエンザ菌の割合が増したものと考えられる．性差や地域差は検出菌種に影響を及ぼさなかったが，年齢は検出菌種と関連していた．0～1歳児ではインフルエンザ菌の検出率が40％以上と高く，年齢を経るにつれてインフルエンザ菌の占める割合は減少傾向を認めた．

1．肺炎球菌

肺炎球菌の薬剤感受性に基づいた分類は，ペニシリンGの最小発育阻止濃度（minimum inhibitory concentration：MIC）によって規定される．MIC値による耐性菌の分類は臨床検査標準協会（Clinical and Laboratory Standards Institute）の指針によって規定されており，2013年基準ではMIC値2μg/mL以下をPSSP（ペニシリン感受性肺炎球菌：penicillin susceptible *Streptococcus pneumoniae*），MIC値4μg/mLをPISP（ペニシリン中等度耐性肺炎球菌：penicillin intermediately resistant *S. pneumoniae*），MIC値8μg/mL以上をPRSP（ペニシリン耐性肺炎球菌：penicillin resistant *S. pneumoniae*）と分類する．しかし，第6回サーベイランスではこれまでの報告との年次推移を比較するため，MIC値0.06μg/mL以下をPSSP，0.125～1μg/mLをPISP，2μg/mL以上をPRSPとする2007年基準を用いており，小児急性中耳炎診療ガイドライン2024[11]においても2007年基準が採用されている．

1990年代から2003年にかけてPISPとPRSPを含む耐性菌は50％以上を占めていたが，2007年より耐性菌の比率は徐々に減少し，2017年の第6回サーベイランスでは耐性菌の割合は34％まで減少した．2013年基準に則ると，第6回サーベイランスではPISPが2％でPRSPは0％であった．肺炎球菌40莢膜型の検討も同時になされており，2013年に導入された肺炎球菌結合型ワクチン（Prevenar 13：PCV13）でカバーされている血清型は16/88株（18％）と少なかった．カバーされている血清型のうち，13/16株（81％）がペニシリン感受性であった．PCV13でカバーされていない血清型は35Bや11A，10Aが多く，38％が耐性菌であった．2018年のUbukataらの報告でも，ワクチンでカバーされている血清型は2006年から2016-2017年にかけて82％から19％まで減少しており，35Bの多くが耐性菌であった[13]．

それぞれの薬剤に対するMIC90（90％の菌株の発育を阻止したMIC値）をみると，経口薬ではテ

ビペネムピボキシル(TBPM-PI), シタフロキサシン(STFX), ガレノキサシン(GRNX)がいずれも≦0.06 μg/mLと優れており, 次いでトスフロキサシン(TFLX)が0.25 μg/mL, セフジトレンピボキシル(CDTR-PI)とファロペネム(FRPM)が0.5 μg/mLであった. その他のペニシリンおよびセフェム系薬のMIC90はすべて≧1 μg/mLであり, 肺炎球菌の薬剤耐性化が示唆された. マクロライド薬の感受性は著しく低く, クラリスロマイシン(CAM)やAZMの使用は推奨できない. 注射薬ではパニペネム/ベタミプロン(PAPM/BP)が≦0.06 μg/mLと優れており, セフェピム(CMX)やメロペネム(MEPM), バンコマイシン(VCM)も良好なMIC90を示した. ただし, 後述するインフルエンザ菌を含めて第6回サーベイランスの主要菌薬剤感受性結果は中耳炎以外の疾患を含む検討であり, 中耳炎に特化したものではないことには留意が必要である.

2. インフルエンザ菌

インフルエンザ菌のうち, アンピシリン(ABPC)に感受性があるものをBLNAS(β-ラクタマーゼ非産生アンピシリン感性: β-lactamase non-producing ampicillin susceptible), β-ラクタマーゼを産生してABPCに耐性を示すインフルエンザ菌をBLPAR(β-ラクタマーゼ産生アンピシリン耐性: β-lactamase producing ampicillin resistant)と呼ぶ. β-ラクタマーゼを産生せずにABPC耐性を示すものはBLNAR(β-ラクタマーゼ非産生アンピシリン耐性: β-lactamase non-producing ampicillin resistant)と称される. BLNARではインフルエンザ菌分裂時の隔壁合成に必要なPBP3遺伝子に変異が生じている. 遺伝子変異が1か所であれば耐性は軽度であり, 2か所に変異を伴う場合は耐性度が上昇する. 前者はBLNAI(β-ラクタマーゼ非産生アンピシリン中等度耐性: β-lactamase non-producing ampicillin intermediately resistant)あるいはLow BLNAR, 後者はHigh BLNARあるいは単にBLNARと称される. BLNAIの定義はMIC値が1 μg/mL以上

もしくは2 μg/mLとされているが, 第6回サーベイランスではMIC=2 μg/mlをBLNAI, MIC≧4 μg/mlをBLNARと定義している. さらに, β-ラクタマーゼ産生とPBP3遺伝子変異の双方を兼ね備えたインフルエンザ菌がBLPACR(β-ラクタマーゼ産生アモキシシリン・クラブラン酸耐性: β-lactamase producing amoxicillin clavulanate resistant)に相当する.

第6回サーベイランスによるとABPC感受性菌は2007～2020年に至るまで40%前後であり, 近年はBLNARに加えてBLPARの増加を認めている. BLPARのうち, BLPACRは5/15株(33%)であった. 2歳未満やβラクタム薬などの前投薬例, 重症例では耐性菌の検出率が高かった. それぞれの薬剤の感受性として, 経口薬ではレボフロキサシン(LVFX)やTFLXといったキノロン薬やCDTR-PIが良好なMIC90を示した. 肺炎球菌と同様にマクロライド薬は有効ではなく, 注射薬ではピペラシリン(PIPC)やセフトリアキソン(CTRX), CMX, MEPMが良好なMIC90を示していた.

3. モラクセラ・カタラーリス

モラクセラ・カタラーリスはABPCに対する感受性から耐性株(MIC≧1 μg/mL)と感受性株(MIC≦0.5 μg/mL)に分類される. 第6回サーベイランスではABPC耐性株は85%に認めているが, 61株すべてがβ-lactamase産生株であった. MIC90に基づく薬剤感受性を見ても, β-lactamaseに安定な抗菌薬により有効な治療効果が期待できる.

急性中耳炎とワクチン

肺炎球菌に対するワクチンは2002年にPCV7(7つの血清型に対応)の任意接種が開始され, 2013年から定期接種化, 2013年にはPCV13(13の血清型に対応), 2024年にはPCV15(15の血清型に対応)に切り替えられた. PCV7による急性中耳炎の発症予防や反復化予防, 費用対効果に利する報告は複数なされており, 2013年の米国の急性中耳炎

診療ガイドラインではすべての小児への肺炎球菌ワクチン接種が強く推奨されている[14]．一方で，ワクチンの有効性は幼児期以降では定まっておらず，ワクチンでカバーされない血清型の肺炎球菌やインフルエンザ菌による急性中耳炎の増加などの限界も考慮すべきである．2024年より定期接種に組み入れられたPCV15はPCV13に22Fと33Fを加えて15の血清型に対応しているが，近年増加している35Bはカバーされておらず，今後のサーベイランスの結果が待たれる．

小児急性中耳炎ガイドライン2024を踏まえた抗菌薬療法

急性中耳炎の解熱や鎮痛に対する抗菌薬の有用性が明らかとなっている一方で，急性中耳炎の再発に関してプラセボ群と差がないこと，下痢などの合併症が抗菌薬治療群で高くなることから，自然治癒が期待される軽症例では抗菌薬治療を行わずに3日間経過観察することが望まれる．また，耳痛の改善のみを目的とした抗菌薬の投与は耐性菌の増加や抗菌薬による合併症を考慮して推奨されない．

小児急性中耳炎の第一選択薬として，小児急性中耳炎診療ガイドライン2024[11]ではAMPCあるいはCVA/AMPCが推奨される．これは他の抗菌薬の使用を推奨しないものではなく，現時点での本邦における起炎菌の薬剤感受性を考慮した推奨となっている．本邦における臨床試験でAMPC（40 mg/kg/日）の有効性は示されており[15]，Piglanskyらも高用量のAMPC（80 mg/kg/日，10日間）により80％以上の患者で除菌を確認している[16]．また，2013年に改訂された米国の急性中耳炎診療ガイドラインにおいてもAMPCが第一選択薬として推奨されている[14]．一方で，AMPC無効の患者ではβ-ラクタマーゼ産生菌が検出されており，β-ラクタマーゼ阻害薬であるクラブラン酸を配合した高用量のCVA/AMPC（6.4/90 mg/kg/日，10日間）がランダム化比較試験においてPRSPを含む肺炎球菌およびインフルエンザ菌の除菌に有効と報告されている[6]．Damrikarnlertらの多施設共同ランダム化比較試験によると，CVA/AMPC（7〜10日間）の1日2回投与（6.4/45 mg/kg/日）と1日3回投与（10/40 mg/kg/日）では有効性に差を認めず，服用コンプライアンスや合併症を考慮すると1日2回投与の有用性を支持する結果を報告しており，今後の追試が待たれる[17]．

抗菌薬の投与期間としては初回投与期間を5日とし，3〜4日目の病態推移に応じて抗菌薬の変更を考慮することが推奨される．その根拠として，抗菌薬の投与が4日未満だと改善しない症例が増加することが挙げられる[18]．一方で，合併症のない急性中耳炎では5日以内の抗菌薬投与で十分改善が見込めるとされており[19]，本邦でも軽症や重症にかかわらず5日で臨床症状の94％が軽快すると報告されている．ただし鼓膜所見は，軽症例では5日目で55％の改善が得られるが，重症例では10％に改善を認めるのみである[15]．抗菌薬治療3日目での鼓膜所見の改善率がその後の治癒経過の指標となること[20]，CVA/AMPC（7日間）のランダム化比較試験で鼓膜所見を含む治療効果が投与開始3〜5日目に明らかとなることから[7,8]，小児急性中耳炎診療ガイドライン2024[11]では3〜4日目の鼓膜所見に応じて抗菌薬の変更を含めた対応を推奨している．

AMPCあるいはCVA/AMPCによる初期治療失敗例やBLNAR・BLPACRによる急性中耳炎では第二選択薬を考慮する必要があるが，AMPCやCVA/AMPC以外の抗菌薬に関する大規模な臨床試験は限られている．AMPCを第一選択薬，CDTR-PIを第二選択薬とした前向き研究では一定の成果を認めたことから[15]，小児急性中耳炎診療ガイドライン2024ではCDTR-PIを第二選択薬の一つとして推奨している．TFLXは小児に使用できるキノロン薬であり，第6回サーベイランスのMIC値や臨床試験においても高い有効性が期待されるが[21]，TFLXの上市以降にキノロン耐性肺炎球菌の分離率が増加しており[22]，他の経口抗菌薬による治療効果が期待できない症例に限って

使用するべきである．TBPM-PI は唯一の経口カルバペネム薬であり，多施設臨床試験において小児急性中耳炎に対する高い有効性が示されている[23]．TBPM-PI の高用量（12 mg/kg/日）と常用量（8 mg/kg/日）による臨床経過の検討では，高用量で早期に鼓膜所見が改善すると報告されている[24]．ただし，今後の耐性菌予防の観点から，TFLX と同様に TBPM-PI も他の経口抗菌薬による治療効果が期待できない症例に限って使用するべきである．重症で改善が得られない場合は，CTRX（60 mg/kg/日）の投与も考慮される．

重症度に応じた抗菌薬療法

小児急性中耳炎におけるスコアリングシステムはガイドライン[11]を参照いただきたい．このスコアリングシステムをまとめると，① 鼓膜の発赤や ② 膨隆，③ 耳漏があると重症度が上がり，④ 24 か月未満も重症化因子である．重みづけは低いが，⑤ 耳痛や ⑥ 発熱，⑦ 啼泣・不機嫌も重症度に寄与する．以下に重症度に応じた抗菌薬療法について述べるが，第一選択薬で改善を認めた場合でも抗菌薬は最低 5 日間継続することが必要である．

軽症（スコア 5 点以下）の場合，まずは上咽頭や中耳貯留液などの細菌検査を行ったうえで 3 日間の経過観察を行い，改善しない場合は AMPC 高用量（90 mg/kg/日を超えない）を 3〜5 日投与，それでも改善を認めなければ CVA/AMPC（1：14 製剤）もしくは CDTR-PI 高用量（600 mg/日を超えない）を 3〜5 日投与とする．

中等症（スコア 6〜11 点以下）では AMPC 高用量（90 mg/kg/日を超えない）を 3〜5 日投与し，改善しない場合は再度 AMPC 高用量，CVA/AMPC（1：14 製剤）もしくは CDTR-PI 高用量（600 mg/日を超えない）を 3〜5 日投与する．それでも改善しない場合は CVA/AMPC（1：14 製剤）か CDTR-PI 高用量（600 mg/日を超えない），TBPM-PI 常用量，TFLX 常用量を 3〜5 日投与する．

重症（スコア 12 点以上）の場合は，AMPC 高用量もしくは CVA/AMPC（1：14 製剤）を 3〜5 日投与し，改善しない場合は CVA/AMPC（1：14 製剤），CDTR-PI 高用量（600 mg/日を超えない），もしくは TFLX 常用量を 3〜5 日投与する．それでも改善しない場合は TBPM-PI 高用量（600 mg/日を超えない）か TFLX 常用量を 3〜5 日投与，もしくは ABPC（150 mg/kg/日，分 3）か CTRX（60 mg/kg/日，分 2 または分 1，新生児は 50 mg/kg/日以下）の点滴を 3 日行う．

まとめ

小児急性中耳炎診療ガイドライン 2024 に基づいた肺炎球菌およびインフルエンザ菌の分離状況，そして抗菌薬の選択について概説した．抗菌薬の適正使用や肺炎球菌ワクチンのカバー株の拡大により耐性菌の分離状況は変化していくため，今後も全国サーベイランスの継続は必須である．

本邦のガイドラインと同様，2013 年に発表された米国のガイドラインでも鼓膜所見が重視されており，中耳貯留液を認めない症例は急性中耳炎と診断するべきではないとしている[14]．また，イタリアの急性中耳炎ガイドラインの要点として ① 中耳貯留液がなければ急性中耳炎と診断すべきではない，② 鼓膜所見をみずに急性中耳炎と診断すべきではない，③ 抗菌薬をすべての急性中耳炎に処方すべきではない，④ 麻酔薬の点耳は鼓膜所見を得るまでは処方すべきではない，⑤ 急性中耳炎にマクロライド薬を使うべきではない，とされており[25]，鼓膜所見を重視する本邦の姿勢と矛盾しない．欧米のガイドラインの中でも抗菌薬の使用タイミングには国ごとの違いがあり[26]，医療資源などの差異に起因すると考えられる．たとえば，米国では耳痛や 39℃ 以上の発熱があれば重症と判断されることから，鼓膜所見を適切に判断しづらい耳鼻咽喉科医以外のかかりつけ医にとって使い勝手がよいガイドラインとなっている．一方で，かかりつけ医が鼓膜所見を正確に評価することの難しさは，ガイドラインの適正使用におけるジレンマとなっている[27]．鼓膜所見を重んじる本

邦のガイドラインは耳鼻咽喉科医へのアクセスが
よい国では理に適ったものであり，他国のガイド
ラインを鵜呑みにすることなく，耐性菌やワクチ
ン，抗菌薬の状況に応じて本邦のガイドラインを
今後もアップデートしていくことは小児急性中耳
炎の治療にとって有意義と考えられる．

参考文献

1) van Buchem FL, Peeters MF, van't Hof MA：
   Acute otitis media：a new treatment strategy.
   Br Med J(Clin Res Ed), **290**(6474)：1033-1037,
   1985.
2) Spiro DM, Tay KY, Arnold DH, et al：Wait-
   and-see prescription for the treatment of
   acute otitis media：a randomized controlled
   trial. JAMA, **296**(10)：1235-1241, 2006.
3) Glasziou PP, Del Mar CB, Sanders SL, et al：
   Antibiotics for acute otitis media in children.
   Cochrane Database Syst Rev. 2004(1)：
   CD000219.
4) Damoiseaux RA, van Balen FA, Hoes AW, et
   al：Primary care based randomised, double
   blind trial of amoxicillin versus placebo for
   acute otitis media in children aged under 2
   years. BMJ, **320**(7231)：350-354, 2000.
5) Le Saux N, Gaboury I, Baird M, et al：A ran-
   domized, double-blind, placebo-controlled non-
   inferiority trial of amoxicillin for clinically
   diagnosed acute otitis media in children 6
   months to 5 years of age. CMAJ, **172**(3)：335-
   341, 2005.
6) Dagan R, Johnson CE, McLinn S, et al：Bacte-
   riologic and clinical efficacy of amoxicillin/cla-
   vulanate vs. azithromycin in acute otitis
   media. Pediatr Infect Dis J, **19**(2)：95-104,
   2000.
7) Tahtinen PA, Laine MK, Huovinen P, et al：A
   placebo-controlled trial of antimicrobial treat-
   ment for acute otitis media. N Engl J Med, **364**
   (2)：116-126, 2011.
8) Hoberman A, Paradise JL, Rockette HE, et al：
   Treatment of acute otitis media in children
   under 2 years of age. N Engl J Med, **364**(2)：
   105-115, 2011.

9) McCormick DP, Chonmaitree T, Pittman C, et
   al：Nonsevere acute otitis media：a clinical
   trial comparing outcomes of watchful waiting
   versus immediate antibiotic treatment. Pediat-
   rics, **115**(6)：1455-1465, 2005.
10) Toltzis P, Dul M, O'Riordan MA, et al：Impact
    of amoxicillin on pneumococcal colonization
    compared with other therapies for acute otitis
    media. Pediatr Infect Dis J, **24**(1)：24-28, 2005.
11) 日本耳科学会／日本小児耳鼻咽喉科学会／日本
    耳鼻咽喉科免疫アレルギー感染症学会(編)：小
    児急性中耳炎診療ガイドライン2024年版．金原
    出版, 2024.
    Summary 重症度に応じた治療アルゴリズム
    などを盛り込んだ，本邦における小児急性中耳
    炎診療の指針.
12) 鈴木賢二，黒野祐一，池田勝久ほか：第6回耳
    鼻咽喉科領域感染症臨床分離菌全国サーベイラ
    ンス結果報告．日耳鼻感染症エアロゾル会誌, **8**
    (3)：193-211, 2020.
13) Ubukata K, Morozumi M, Sakuma M, et al：
    Etiology of Acute Otitis Media and Character-
    ization of Pneumococcal Isolates After Intro-
    duction of 13-Valent Pneumococcal Conjugate
    Vaccine in Japanese Children. Pediatr Infect
    Dis J, **37**(6)：598-604, 2018.
14) Lieberthal AS, Carroll AE, Chonmaitree T, et
    al：The diagnosis and management of acute
    otitis media. Pediatrics, **131**(3)：e964-e999,
    2013.
    Summary 2013年に発表された米国における
    小児急性中耳炎の診療ガイドライン.
15) Hotomi M, Yamanaka N, Samukawa T, et al：
    Treatment and outcome of severe and non-
    severe acute otitis media. Eur J Pediatr, **164**
    (1)：3-8, 2005.
16) Piglansky L, Leibovitz E, Raiz S, et al：Bacte-
    riologic and clinical efficacy of high dose
    amoxicillin for therapy of acute otitis media in
    children. Pediatr Infect Dis J, **22**(5)：405-413,
    2003.
17) Damrikarnlert L, Jauregui AC, Kzadri M：
    Efficacy and safety of amoxicillin/clavulanate
    (Augmentin)twice daily versus three times
    daily in the treatment of acute otitis media in
    children. The Augmentin 454 Study Group. J
    Chemother, **12**(1)：79-87, 2000.

18) Gulani A, Sachdev HP, Qazi SA：Efficacy of short course（＜4 days）of antibiotics for treatment of acute otitis media in children：a systematic review of randomized controlled trials. Indian Pediatr, **47**(1)：74-87, 2010.

19) Kozyrskyj AL, Hildes-Ripstein GE, Longstaffe SE, et al：Treatment of acute otitis media with a shortened course of antibiotics：a meta-analysis. JAMA, **279**(21)：1736-1742, 1998.

20) 山中　昇, 末武光子, 冨山道夫ほか：小児急性中耳炎治療における抗菌薬変更の判断をいつ, どのように行うか. 耳鼻臨床, **107**：199-207, 2014.

21) 山中　昇, 杉田麟也, 宇野芳史ほか：小児急性中耳炎に対する Tosufloxacin 細粒 15% の有効性の検討. 耳鼻臨床, **105**：381-392, 2012.

22) Takeuchi N, Ohkusu M, Hoshino T, et al：Emergence of quinolone-resistant strains in Streptococcus pneumoniae isolated from paediatric patients since the approval of oral fluoroquinolones in Japan. J Infect Chemother, **23**(4)：218-223, 2017.

23) 山中　昇, 末武光子, 冨山道夫ほか：反復・遷延例を含む小児急性中耳炎に対する経口カルバペネム系抗菌薬 TBPM-PI の有効性評価. 耳鼻臨床, **105**：687-698, 2012.

24) 澤田正一：小児難治性中耳炎に対する Tebipenem pivoxi(TBPM-PI)高用量の有効性についての検討. 日耳鼻感染症エアロゾル会誌, **5**：1-5, 2017.

25) Chiappini E, Bortone B, Doria M, et al：What not to do in acute otitis media：the top five recommendations proposed by the Italian Society of Preventive and Social Pediatrics. Expert Rev Anti Infect Ther, **15**(10)：897-902, 2017.
　Summary　2017 年にイタリアから発表された小児急性中耳炎のキーポイント.

26) Suzuki HG, Dewez JE, Nijman RG, et al：Clinical practice guidelines for acute otitis media in children：a systematic review and appraisal of European national guidelines. BMJ Open, **10**(5)：e035343, 2020.
　Summary　欧米諸国の小児急性中耳炎ガイドラインの比較.

27) Wald ER：Antimicrobial Stewardship and the American Academy of Pediatrics 2013 Acute Otitis Media Guideline：Interpretation? Misinterpretation? A Call to Action. J Pediatric Infect Dis Soc, **12**(1)：6-7, 2023.
　Summary　米国のガイドラインを扱ううえで, 鼓膜診察の必要性が強調された.

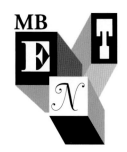

◆特集・手元に1冊！ 抗菌薬の適正使用ガイド

急性鼻副鼻腔炎

河野正充[*1] 保富宗城[*2]

Abstract 急性鼻副鼻腔炎は，「急性に発症し，発症から4週間以内の鼻副鼻腔の感染症で，鼻閉，鼻漏，後鼻漏，咳嗽といった呼吸器症状を呈し，頭痛，頬部痛，顔面圧迫感などを伴う疾患」と定義される．副鼻腔における急性炎症の多くは，急性鼻炎などのウイルス感染に引き続き生じ，そのほとんどが急性鼻炎を伴っているため，急性鼻副鼻腔炎と呼称される．2010年に急性鼻副鼻腔炎診療ガイドライン初版が発表され，2013年に追補版が発表されている．多くがウイルス感染による軽症例であり，鼻処置や抗炎症治療などの対症療法で改善する．一方，中等症以上の症例や症状が経時的に増悪する場合には，細菌感染を考慮し，適切な抗菌薬治療を検討する必要がある．

Key words 急性鼻副鼻腔炎(acute rhinosinusitis)，抗菌薬適正使用(antimicrobial stewardship)

はじめに

多くはウイルス性急性鼻炎が続発し，急性副鼻腔炎単独よりも急性鼻副鼻腔炎の病態をとる．ウイルス感染が発端となることが多く，感冒の経過中に鼻副鼻腔に主な炎症を伴い，鼻閉，鼻漏，後鼻漏，咳嗽や頭痛，頬部痛，顔面痛が主な症状である．原因微生物としては，ライノウイルス，コロナウイルスやパラインフルエンザウイルスなどの上気道炎ウイルスとともに鼻咽腔常在菌である肺炎球菌，インフルエンザ菌，モラクセラ・カタラーリスが主な原因菌である．細菌感染が疑われる症例に対しては，抗菌薬治療が考慮されるが，近年ではインフルエンザ菌の薬剤耐性化が問題となっており，本邦の特徴としてはβ-ラクタマーゼ非産生アンピシリン耐性の分離頻度が高い．

急性鼻副鼻腔炎の診断

急性鼻副鼻腔炎は，「急性に発症し，発症から4週間以内の鼻副鼻腔の感染症で，鼻閉，鼻漏，後鼻漏，咳嗽といった呼吸器症状を呈し，頭痛，頬部痛，顔面圧迫感などを伴う疾患」と定義される[1]．欧米の急性鼻副鼻腔炎の臨床診断基準では，大症状として膿性鼻漏，後鼻漏，鼻閉，顔面圧迫感・圧痛，発熱，膿性咽頭漏が，小症状として咳，頭痛，悪臭呼気，耳痛，顔面痛，歯痛，眼窩周辺浮腫，咽頭痛，喘鳴などが挙げられる[2]．画像診断としては，副鼻腔単純X線検査(Water法，Caldwell法)あるいは単純CT検査が施行されることが多いが，副鼻腔は骨に囲まれた組織であり，発育の程度にも個人差があるため，単純X線検査による病変の診断には限界がある．重症例，保存的治療抵抗例，再発例，合併症が疑われる例にはCT検査が考慮されるが，放射線被曝量の観

[*1] Kono Masamitsu, 〒641-8509 和歌山県和歌山市紀三井寺811番地1 和歌山県立医科大学医学部耳鼻咽喉科・頭頸部外科学講座，准教授
[*2] Hotomi Muneki, 同，教授

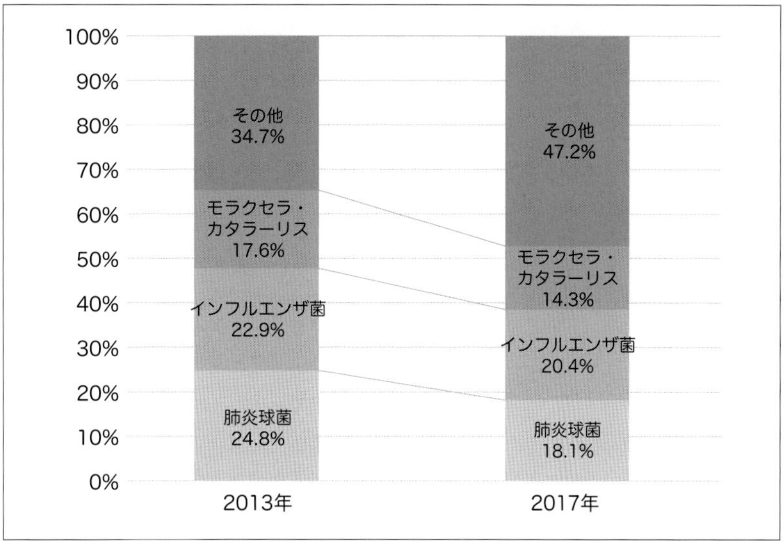

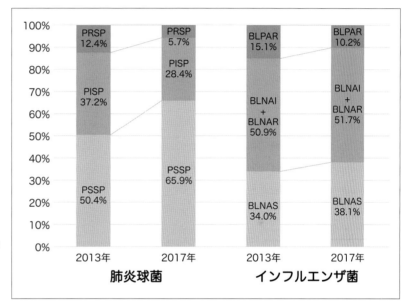

図1.
急性鼻副鼻腔炎の分離菌頻度の変化
(文献3より筆者作図)

図2.
肺炎球菌・インフルエンザ菌の薬剤耐性株頻度の変化
(文献3より筆者作図)

点から一律に推奨されるものではない．

急性細菌性鼻副鼻腔炎における原因菌

本邦における急性鼻副鼻腔炎患者からの検出菌の分離頻度は，第7回(2017年)サーベイランスによるとインフルエンザ菌，肺炎球菌，モラクセラ・カタラーリスの順に多く，第6回(2013年)サーベイランスまでとは異なり，インフルエンザ菌の分離頻度がもっとも高い(図1)[3]．肺炎球菌はペニシリン耐性株(penicillin resistant *Streptococcus pneumoniae*：PRSP)が減少傾向である反面，インフルエンザ菌の薬剤耐性株の分離頻度にはあまり変化がみられない．インフルエンザ菌の薬剤耐性株は，その耐性機構の違いからβラクタマーゼ産生株(β-lactamase positive ampicillin resistant：BLPAR)，βラクタマーゼ非産生株(β-lactamase nonproducing ampicillin resistant：BLNAR，β-lactamase nonproducing ampicillin intermediate resistant：BLNAI)に分類されるが，上気道感染症から分離されたインフルエンザ菌の中でアンピシリンに中等度以上の耐性を示す株の分離頻度は60％以上である(図2)．モラクセラ・カタラーリスはβラクタマーゼ産生菌であり，直接原因菌となるだけではなく，肺炎球菌やインフ

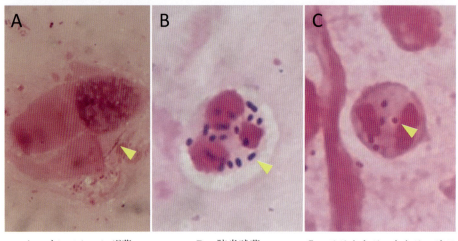

図 3. 上気道感染症診療におけるグラム染色と貪食像
（玄耳鼻咽喉科院 杉田玄先生ご提供）

ルエンザ菌による感染症に対して投与されたアモキシシリン（AMPC）を分解し，治療失敗の一因となることがある．

原因菌の検査は，初診時に鼻汁細菌検査を行うことが望ましく，上顎洞穿刺を行う場合には上顎洞穿刺液の細菌培養を行い，上顎洞穿刺を行わない場合には中鼻道の上顎洞自然口から排膿される膿汁を採取する．培養検査は，結果が得られるまでに数日を要するため，得られた検体をグラム染色することで細菌の白血球貪食像が確認できれば，原因菌の可能性が高い．インフルエンザ菌はグラム陰性桿菌，肺炎球菌はグラム陽性球菌，モラクセラ・カタラーリスはグラム陰性球菌である（図3）．中等症の非改善例や重症例では，迅速抗原検査により原因菌を把握することも抗菌薬選択に有用である．近年の報告では，肺炎球菌，インフルエンザ菌あるいはモラクセラ・カタラーリスのいずれかが検出された急性鼻副鼻腔炎では抗菌薬投与による炎症スコアの有意な改善が示されている[4]．

臨床症状や診察所見のみで，原因微生物を推定することは容易ではない．鼻汁の性状がウイルス性か細菌性かを判断する指標の一つとされていたが，膿性鼻汁は分泌物中に免疫細胞，脱落組織が多く含まれた鼻汁であり，ウイルス性の感染症でもしばしばみられる症状である．近年の研究によれば，膿性鼻汁を伴う急性鼻副鼻腔炎群と水様性鼻汁を伴う急性鼻副鼻腔炎群の間では抗菌薬治療による臨床経過に有意差がなかったことが示されており，膿性鼻汁のみを根拠とした抗菌薬治療の判断は推奨されない[4]．

急性鼻副鼻腔炎の重症度分類

2013年に発表された「急性鼻副鼻腔炎診療ガイドライン2010年版（追補版）」において，小児および成人それぞれに対し，臨床症状，診察所見に基づいた重症度分類が示されている（表1）[1]．臨床症状において，成人では顔面痛・前頭部痛が重症度を規定する因子の一つとされているが，小児では明確な症状の表出が困難であることから，不機嫌・湿性咳嗽が因子の一つとされる．また小児では，前鼻鏡のみでは中鼻道や後鼻漏の所見などが把握できないことも多く，鼻咽腔内視鏡を用いた観察も考慮される（図4）．

急性鼻副鼻腔炎の治療

本邦における急性鼻副鼻腔炎に対する治療指針については，これまでに「急性鼻副鼻腔炎診療ガイドライン（日本鼻科学会）」[1]，「鼻副鼻腔炎診療の手引き（日本鼻科学会）」[5]，「JAID/JSC感染症治療ガイド（日本感染症学会および日本化学療法学会）」[6]，「気道感染症の抗菌薬適正使用に関する

表 1. 急性鼻副鼻腔炎のスコアリングと重症度分類

	症状・所見	なし	軽度/少量	中等以上
臨床症状	鼻漏	0	1 (時々鼻をかむ)	2 (頻繁に鼻をかむ)
小児	不機嫌・湿性咳嗽	0	1 (咳がある)	2 (睡眠が妨げられる)
成人	顔面痛・前頭部痛	0	1 (我慢できる)	2 (鎮痛薬が必要)
鼻腔所見	鼻汁・後鼻漏	0 (漿液性)	2 (粘膿性少量)	4 (中等量以上)
重症度		軽症:1～3	中等症:4～6	重症:7～8

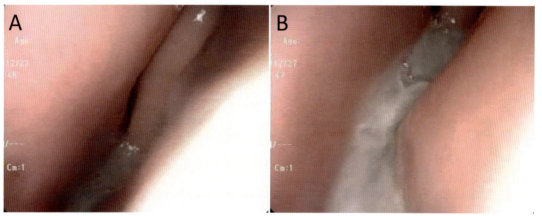

A. 鼻腔前方　　　　　　　　　　　　　　B. 鼻腔後方

図 4. 同一小児患者の鼻腔所見

提言(日本感染症学会)」[7]および「抗微生物薬適正使用の手引き(厚生労働省)」[8]において示されており,いずれの指針においても抗菌薬適正使用が強く推奨されている.「抗微生物薬適正使用の手引き」の最新版である第三版では,感冒と急性鼻副鼻腔炎の明確な区別は困難とし,発症早期のウイルス性上気道感染症に対する対応に主眼が置かれている(図5).一方で,「急性鼻副鼻腔炎診療ガイドライン」「鼻副鼻腔炎診療の手引き」「気道感染症の抗菌薬適正使用に関する提言」および「JAID/JSC 感染症治療ガイド」ではウイルス感染に後発する急性細菌性鼻副鼻腔炎の診断と治療を主な焦点としている(図6, 7).

急性鼻副鼻腔炎の治療においては,症状と時間的経過を十分に把握する必要がある.すなわち,発症からの時間によって症状の原因となっている原因微生物が変化することが多く(図8),発症早期においてはウイルスが原因であることが多いた

め,抗菌薬治療の適応にはならないことが多い.一方で,ウイルス感染は大部分が10日ほどで症状は軽快するため,10日以上症状が続く場合や(10-day mark),症状の増悪が続く場合(double sickening)には,好気性細菌による急性細菌性鼻副鼻腔炎への移行を考え,抗菌薬治療を考慮する(図9).

1. 鼻副鼻腔処置

鼻汁の吸引,鼻粘膜の浮腫軽減などの鼻処置および副鼻腔自然口開大処置を十分に行うことは,症状改善に寄与し,原因微生物・重症度にかかわらず積極的に行うことが推奨される.近年のシステマティックレビューでは,急性鼻副鼻腔炎に対する鼻洗浄(鼻うがい)の効果についても報告されており[9],局所処置の重要性が示されている.

2. 抗菌薬治療

「急性鼻副鼻腔炎診療ガイドライン」は追補版が発表されてから10年以上が経過しており,一部の新規抗菌薬が含まれていないため,本稿では

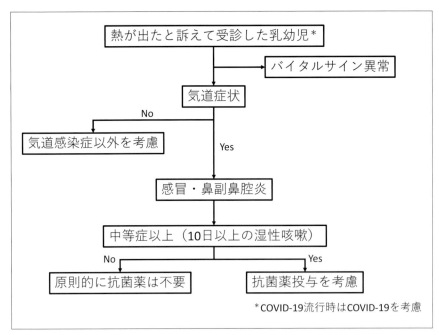

図 5. 小児気道感染症の診療フロー
（文献 8 より筆者作図）

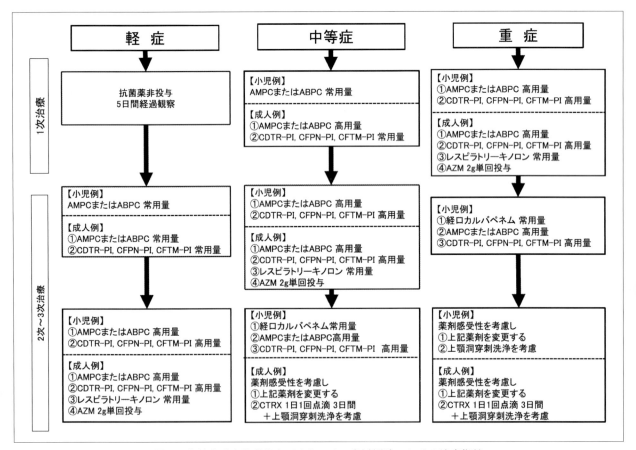

図 6. 急性鼻副鼻腔炎診療ガイドライン（追補版）における治療指針
（文献 1 より引用）

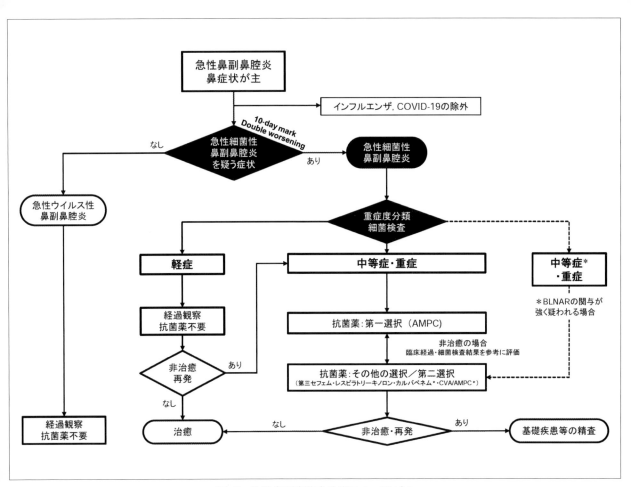

図 7. 急性鼻副鼻腔炎診療アルゴリズム
（文献 7 より転載）

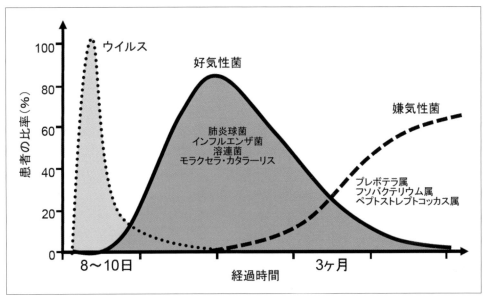

図 8. 感染相の概念
（文献 7 より転載）

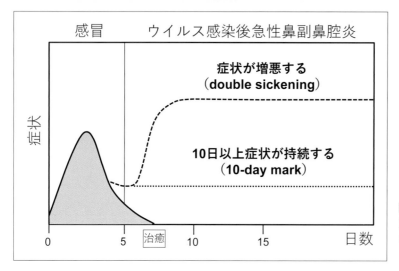

図 9. 10-day mark と double sickening
（文献 7 より転載）

表 2. 小児急性鼻副鼻腔炎の治療指針

初診時重症度	一次治療	二次治療	三次治療
軽症	抗菌薬非投与・5日間	AMPC（常用量）1回10〜20 mg/kg・1日3回・5日間	以下のいずれかを5日間 ・AMPC（高用量）1回25〜30 mg/kg・1日3回 ・CVA/AMPC（1：14製剤）1回48.2 mg/kg・1日2回
中等症	AMPC（高用量）1回25〜30 mg/kg・1日3回・5日間	以下のいずれかを5日間 ・AMPC（高用量）1回25〜30 mg/kg・1日3回 ・CVA/AMPC（1：14製剤）1回48.2 mg/kg・1日2回	以下のいずれかを5日間 ・CVA/AMPC（1：14製剤）1回48.2 mg/kg・1日2回 ・AMPC（高用量）1回25〜30 mg/kg・1日3回
重症	以下のいずれかを5日間 ・AMPC（高用量）1回25〜30 mg/kg・1日3回 ・CVA/AMPC（1：14製剤）1回48.2 mg/kg・1日2回	以下のいずれかを5日間 〈第一選択〉 ・CVA/AMPC（1：14製剤）1回48.2 mg/kg・1日2回 ・AMPC（高用量）1回25〜30 mg/kg・1日3回 〈その他の選択〉 ・CDTR-PI（高用量）1回6 mg/kg・1日3回 ・CFPN-PI（高用量）1回4.5 mg/kg・1日3回 ・CFTM-PI（高用量）1回6 mg/kg・1日3回 ・TBPM-PI 1回4〜6 mg/kg・1日2回	細菌検査結果に基づき以下の薬剤に変更＋上顎洞穿刺を考慮 ・CVA/AMPC（1：14製剤）1回48.2 mg/kg・1日2回 ・AMPC（高用量）1回25〜30 mg/kg・1日3回 初診時 中等症および重症におけるその他の選択 ・CDTR-PI（高用量）1回6 mg/kg・1日3回 ・CFPN-PI（高用量）1回4.5 mg/kg・1日3回 ・CFTM-PI（高用量）1回6 mg/kg・1日3回 ・TBPM-PI 1回4〜6 mg/kg・1日2回

「JAID/JSC 感染症治療ガイド 2023」に基づいて解説を行う[6].

1）小 児（表 2）

① 一次治療

初診時の重症度に基づき治療を選択する．軽症の場合は，抗菌薬非投与で 5 日間経過観察をする．中等症の場合は，AMPC を高用量で 5 日間投与する．重症の場合は，AMPC 高用量あるいはクラブラン酸（CVA）/AMPC（1：14 製剤）を 5 日間投与する．

② 二次治療

初診時が軽症であった場合，AMPC を常用量で 5 日間投与する．初診時が中等症あるいは重症であった場合，AMPC 高用量あるいは CVA/AMPC

表 3. 成人急性鼻副鼻腔炎の治療指針

初診時重症度	一次治療	二次治療	三次治療
軽症	抗菌薬非投与・5日間	AMPC（高用量）1回500mg・1日3～4回・5日間	以下のいずれかを5日間 〈第一選択〉 ・AMPC（高用量）1回500mg・1日3～4回 〈第二選択〉 ・LSFX 1回75mg・1日1回 ・STFX 1回100mg・1日1～2回 ・GRNX 1回400mg・1日1回 ・MFLX 1回400mg・1日1回 ・LVFX 1回500mg・1日1回 ・TFLX 1回150mg・1日2～3回 〈その他の選択〉 ・CDTR-PI（高用量）1回200mg・1日3回 ・CFPN-PI（高用量）1回150mg・1日3回 ・CFTM-PI（高用量）1回200mg・1日3回
中等症	AMPC（高用量）1回500mg・1日3～4回・5日間	以下のいずれかを5日間 〈第一選択〉 ・AMPC（高用量）1回500mg・1日3～4回 ・LSFX 1回75mg・1日1回 ・STFX 1回100mg・1日1～2回 ・GRNX 1回400mg・1日1回 ・MFLX 1回400mg・1日1回 ・LVFX 1回500mg・1日1回 ・TFLX 1回150mg・1日2～3回 〈その他の選択〉 ・CDTR-PI（高用量）1回200mg・1日3回 ・CFPN-PI（高用量）1回150mg・1日3回 ・CFTM-PI（高用量）1回200mg・1日3回	原因菌の薬剤感受性を考慮し，抗菌薬を変更して5日間＋上顎洞穿刺を考慮 ・CTRX 点滴静注1回1～2g・1日1回
重症	以下のいずれかを5日間 〈第一選択〉 ・AMPC（高用量）1回500mg・1日3～4回 〈第二選択〉 ・LSFX 1回75mg・1日1回 ・STFX 1回100mg・1日1～2回 ・GRNX 1回400mg・1日1回 ・MFLX 1回400mg・1日1回 ・LVFX 1回500mg・1日1回 ・TFLX 1回150mg・1日2～3回	原因菌の薬剤感受性を考慮し，抗菌薬を変更して5日間＋上顎洞穿刺を考慮 ・CTRX 点滴静注1回1～2g・1日1回	眼窩内合併症などのリスクがあるので，専門医への紹介と入院治療が望ましい．

（1：14製剤）を5日間投与する．

③ 三次治療

初診時が軽症あるいは中等症であった場合，AMPC高用量あるいはCVA/AMPC（1：14製剤）を5日間投与する．初診時が重症であった場合，AMPC高用量あるいはCVA/AMPC（1：14製剤）を投与するとともに上顎洞穿刺によるドレナージ・洗浄を考慮する．一次治療で十分に改善しない場合や重症例においては，第3世代セファロスポリン高用量やテビペネムピボキシルも選択肢と

なるが，その使用には臨床経過と原因菌と薬剤感受性を十分に考慮することが重要である．また，一次治療，二次治療で改善しない場合には，耳鼻咽喉科専門医へのコンサルトを行うことが推奨されている．

2）成　人（表3）

① 一次治療

初診時の重症度に基づき治療を選択する．軽症の場合は，抗菌薬非投与で5日間経過観察をする．抗菌薬治療の第一選択としてはAMPCを用いる．中等症の場合は，AMPC高用量を5日間投与する．重症の場合は，AMPC高用量を第一選択とするが，第二選択薬としてレスピラトリーキノロンを考慮することもある．

② 二次治療

初診時が軽症であった場合，AMPCを高用量で5日間投与する．初診時が中等症であった場合，AMPC高用量あるいはレスピラトリーキノロンを投与する．その他の選択肢として，第3世代セファロスポリン高用量も選択肢となる．初診時が重症であった場合，原因菌の薬剤感受性を参考に，静注抗菌化学療法を検討するとともに上顎洞穿刺によるドレナージ・洗浄を考慮する．

③ 三次治療

初診時が軽症であった場合，AMPC高用量あるいはレスピラトリーキノロンを5日間投与する．その他の選択肢として，第3世代セファロスポリン高用量も選択肢となる．初診時が中等症であった場合，原因菌の薬剤感受性を参考に，静注抗菌化学療法を検討するとともに上顎洞穿刺によるドレナージ・洗浄を考慮する．初診時が重症であった場合，眼科内合併症などの合併症のリスクを考慮し，耳鼻咽喉科専門医へのコンサルトを検討することが推奨されている．

まとめ

急性鼻副鼻腔炎は，多くがウイルス感染から始まり1〜2週間で治癒する．その中から急性細菌性鼻副鼻腔炎を正確に診断するためには，臨床症状と診察所見のみではなく，時間的経過と症状の増悪を把握することが重要である．局所処置を含む対症療法は，原因微生物によらない治療法であり，積極的に行う．細菌の関与が強く疑われる症例に対しては，原因菌の同定を行うとともに，AMPCを第一選択薬とした抗菌薬適正使用を念頭に，重症度に基づいた抗菌薬治療を計画する．

参考文献

1) 日本鼻科学会（編），急性鼻副鼻腔炎診療ガイドライン作成委員会：急性鼻副鼻腔炎診療ガイドライン 2010 年版（追補版）．日鼻誌，**53**：103-160, 2014.

2) Ebell MH, McKay B, Dale A, et al：Accuracy of signs and symptoms for the diagnosis of acute rhinosinusitis and acute bacterial rhinosinusitis. Ann Fam Med, **17**：164-172, 2019.

3) Suzuki K, Kurono Y, Ikeda K, et al：The seventh nationwide surveillance of six otorhinolaryngological infectious diseases and the antimicrobial susceptibility patterns of the isolated pathogens in Japan. J Infect Chemother, **26**（9）：890-899, 2020.
   Summary　本邦における急性鼻副鼻腔炎から分離された菌は2013年では肺炎球菌が24.8%，インフルエンザ菌が22.9%，モラクセラ・カタラーリスが17.6%であり，肺炎球菌の分離頻度が最多であった．一方で，2017年ではインフルエンザ菌が20.4%，肺炎球菌が18.1%，モラクセラ・カタラーリスが14.3%であり，インフルエンザ菌の分離頻度が最多となった．薬剤感受性については，PRSP，PISPの分離頻度が低下した一方で，BLNAI，BLNARの分離頻度は低下がみられなかった．

4) Shaikh N, Hoberman A, Shope TR, et al：Identifying Children Likely to Benefit From Antibiotics for Acute Sinusitis：A Randomized Clinical Trial. JAMA, **330**（4）：349-358, 2023.
   Summary　急性鼻副鼻腔炎症例にCVA/AMPCあるいはプラセボを投与した無作為比較試験において，CVA/AMPC群が有意な炎症スコアの改善を認めた．膿性鼻汁群と水様性鼻汁群では抗菌薬投与による臨床経過の差を認めなかった．少なくとも1種類の原因菌を検出した症例では，抗菌薬投与により臨床経過が改善した．

5) 日本鼻科学会(編)：鼻副鼻腔炎診療の手引き. 日鼻誌, **63**：1-85, 2024.

6) JAID/JSC 感染症治療ガイド・ガイドライン作成委員会(編)：JAID/JSC 感染症治療ガイド 2023. 日本感染症学会・日本化学療法学会, 2023.

7) 日本感染症学会 気道感染症抗菌薬適正使用委員会：気道感染症の抗菌薬適正使用に関する提言(改訂版). 感染症誌, **96**：Sup. S1-S22, 2022.

8) 厚生労働省：抗微生物薬適正使用の手引き第三版. https://www.mhlw.go.jp/content/10906000/001155035.pdf(2024 年 8 月 2 日確認)

9) Chitsuthipakorn W, Kanjanawasee D, Hoang MP, et al：Optimal Device and Regimen of Nasal Saline Treatment for Sinonasal Diseases：Systematic Review. OTO Open, **6**(2)：2473974X221105277, 2022.

Monthly Book ENTONI No.270

2022年5月増刊号

好評増刊号！

耳鼻咽喉科医が知っておきたい 薬の知識
―私はこう使う―

■ 編集企画　櫻井大樹（山梨大学教授）

MB ENTONI No. 270（2022年5月増刊号）
196頁，定価5,940円（本体5,400円+税）

病態から診断、ガイドライン・診断基準に沿った適切な薬の選び方、効果、禁忌や注意点などエキスパートによりわかりやすく解説。日常診療のブラッシュアップに役立つ1冊です。

☆ CONTENTS ☆

- 小児急性中耳炎に対する抗菌薬の選び方
- 慢性中耳炎に対する薬物治療のポイント
- 滲出性中耳炎に対する薬の使い方
- 好酸球性中耳炎に対する薬の使い方
- めまいに対する診断と薬の使い方
- 突発性難聴に対する薬物療法
- 顔面神経麻痺に対する薬物療法
- 外耳道炎・外耳道真菌症に対する外用薬・点耳液の使い方
- 耳鳴に対する薬物治療のコツ
- 急性副鼻腔炎に対する抗菌薬の使い方
- 慢性副鼻腔炎に対する薬の使い方
- 好酸球性副鼻腔炎に対する生物学的製剤の使い方
- 副鼻腔真菌症に対する薬物療法
- アレルギー性真菌性副鼻腔炎（AFRS）に対する診断と薬物治療のポイント
- 小児のアレルギー性鼻炎に対する診断と薬物治療のポイント
- 花粉症患者への効果的な薬の使い方
- 舌下免疫療法のコツ
- 嗅覚障害に対する診断と薬の使い方のポイント
- 扁桃周囲炎、扁桃周囲膿瘍に対する治療
- 口腔咽頭の痛みへの対応
- 味覚障害に対する薬の使い方
- 声帯麻痺に薬剤はどう使う？
- 慢性咳嗽に対する診断と薬の使い方
- 耳鼻咽喉科疾患に漢方薬はどう使う？
- 妊婦さんへの薬の使い方は？
- 高齢者への処方で注意することは？

全日本病院出版会　〒113-0033　東京都文京区本郷3-16-4　Tel:03-5689-5989
www.zenniti.com　Fax:03-5689-8030

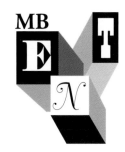

◆特集・手元に1冊！ 抗菌薬の適正使用ガイド

急性咽頭炎

宇野芳史*

Abstract 急性咽頭炎・扁桃炎の抗菌薬適正治療については，他の感染症，特に上気道感染症と同じく，抗菌薬の不適正使用(不必要治療：抗微生物薬が必要でない病態において抗微生物薬が使用されている状態，不適切治療：抗微生物薬が投与されるべき病態であるが，その状況における抗微生物薬の選択，使用量，使用期間が標準的な治療から逸脱した状態)に注意をおき，対象症例の抗菌薬投与の必要性の有無を常に意識して治療を行う必要がある．また，急性咽頭炎・扁桃炎の症例に対して抗菌薬治療を行う場合には，治療アルゴリズムを用いて重症度分類を行うと同時に，GAS 感染の有無を迅速検査などの診断手技により検討を行い，抗菌薬は AMPC を第一選択とし，細菌検査の結果や AMPC を投与して期待した臨床効果が得られない場合，セファロスポリン系を含め，他の抗菌薬の選択を考慮すべきである．

Key words 急性咽頭炎・扁桃炎(acute pharyngitis, tonsillitis)，A群β溶血性連鎖球菌(Group A *Streptococcus*)，重症度分類(severity classification)，治療アルゴリズム(treatment algorithm)，抗菌薬治療(antibiotic treatment)

はじめに

急性咽頭炎・扁桃炎は日常診療において頻回に遭遇する上気道感染症の一つである．また，これらの疾患を扱う診療科は，耳鼻咽喉科・頭頸部外科をはじめとして，内科，小児科そして救急疾患を扱う救急科と多岐にわたる．その起炎微生物は，多くはウイルス感染であるが，細菌として重要なものはA群β溶血性連鎖球菌(Group A *Streptococcus*：GAS)，また症例によっては嫌気性菌がその病原微生物となる．しかし，その治療方針については現在まで統一されたものはない．

近年の薬剤耐性(Antimicrobial Resistance：AMR)菌の増加およびそれに対する対策[1]として，感染症に対する診療ガイドラインが作成されている．急性咽頭炎・扁桃炎に対しても抗微生物薬の適正使用を推奨し，適切な治療の推進をもその目的として診療ガイドラインが作成されている．これらの疾患に対して現在存在する診療ガイドラインの主なものとしては，厚生労働省健康・生活衛生局感染症対策部感染症対策課が作成した「抗微生物薬適正使用の手引き」[2]と日本感染症学会，気道感染抗菌薬適正使用委員会が作成した「気道感染症の抗菌薬適正使用に関する提言」[3]の2種類がある．

今回はこの2つの診療ガイドラインをもとにかぜ症候群を含む急性咽頭炎に対する適切な抗菌薬治療を考える．

かぜ症候群と急性咽頭炎

急性扁桃炎とは急性咽頭炎のうち口蓋扁桃に主たる病変を有するものとされている[4]．しかし，実際の臨床の場ではこの2疾患の分類を行うことは困難な場合もあり，また治療で用いられる抗菌薬もほぼ同じものである．急性扁桃炎の分類としては，急性カタル性扁桃炎，急性陰窩性扁桃炎に

---

* Uno Yoshifumi，〒701-1153 岡山県岡山市北区富原3702-4　宇野耳鼻咽喉科クリニック，院長

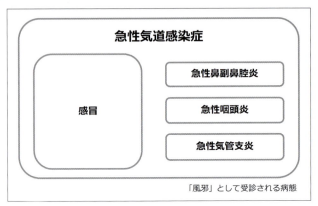

図 1. 急性気道感染症の概念と区分
（文献 2. p.21 より転載）

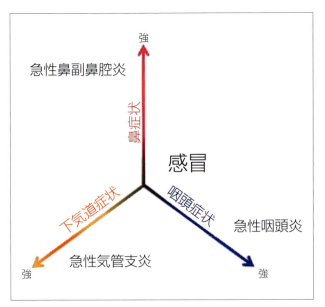

図 2. 急性気道感染症の病型分類のイメージ
（文献 2. p.22 より転載）

表 1. 急性気道感染症の病型分類

病型	鼻汁・鼻閉	咽頭痛	咳・痰
感冒	△	△	△
急性鼻副鼻腔炎	◎	×	×
急性咽頭炎	×	◎	×
急性気管支炎	×	×	◎

◎：主要症状，△：際立っていない程度で他症状と併存，×：症状なし〜軽度

（文献 2. p.22 より転載）

在する病態で，その起炎微生物は大半がウイルスであり，またその症状の自然経過は，典型的にはまず微熱や倦怠感，咽頭痛を生じ，続いて鼻汁や鼻閉，その後に咳や痰が出てくるようになり，発症から3日目前後を症状のピークとして，7〜10日間で軽快していくとしている．このような自然経過をたどる場合には細菌感染の合併を考えにくく，抗菌薬投与は必要ないと考えられる．その一方，通常の自然経過から外れて症状が進行性に悪化する場合や，いったん軽快傾向にあった症状が再増悪した場合には，二次的な細菌感染症が合併している場合があるとも指摘されている[2]．

急性咽頭炎・扁桃炎に対する診療ガイドライン

急性咽頭炎・扁桃炎に対しする診療ガイドラインには，現在前述したように主なものが2種類あり，一つは，厚生労働省健康・生活衛生局感染症対策部感染症対策課が作成した「抗微生物薬適正使用の手引き」[2]で，2017年6月1日に第一版[5]，2019年12月5日に第二版[6]，2023年11月16日に第三版[2]が公表されている．もう一つが日本感染症学会，気道感染抗菌薬適正使用委員会が作成した「気道感染症の抗菌薬適正使用に関する提言」[3]で，2019年9月20日に初版[7]が，2022年11月20日に改訂版[3]が公表され，各々のダイジェスト版が2019年11月30日，2023年7月23日に公表されている．この2つのガイドラインの目標はいずれも抗菌薬の適正使用であるが，大きな違いは「抗微生物薬適正使用の手引き」[2]では抗菌薬の第一選択薬の投与まで（図3），「気道感染症の抗菌薬適正使用に関する提言」[3]では「抗微生物薬適正使用の手引き」[2]を含むそれ以降の抗菌薬投与を

分類することもある[4]が，これらの境界は不明瞭で，臨床経過により相互に移行することもあり，また検出される細菌も各々の型に対応するものではないため，抗菌薬治療においては区別する必要はないものと考えられるため，今回はこの2疾患を区別せず急性咽頭炎・扁桃炎として解説する．

急性気道感染症の概念とその中における感冒（かぜ症候群）と急性咽頭炎の位置づけについて図1に示す．また，急性気道感染症の病型分類を表1に，またそのイメージについて図2に示す．これらによると感冒（かぜ症候群）は，鼻症状，咽頭症状および下気道症状の3症状が同時に同程度存

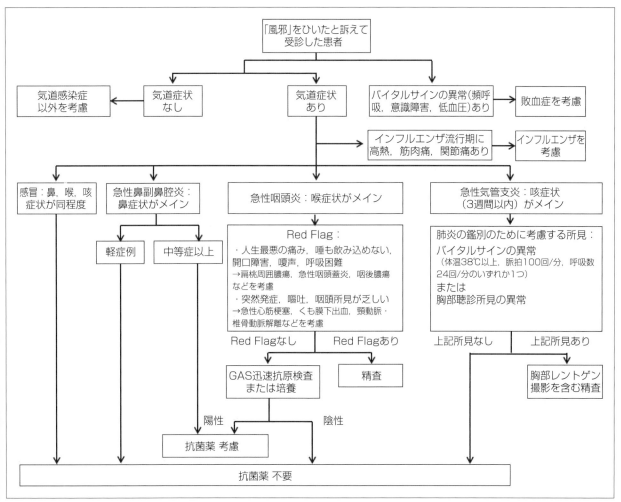

図3. 急性気道感染症の診断および治療の手順
（文献2. p.26より転載）

含む治療（図4）に関して記載してある点である．以下これらの診療ガイドラインをもとに急性咽頭炎・扁桃炎の診断治療について解説を行う．

診療ガイドラインの目的

これら2つの診療ガイドラインの目的はいずれも抗菌薬の適正使用の推奨にある．しかし，その違いは「抗微生物薬適正使用の手引き」[2]では急性咽頭炎・扁桃炎では表2に示すようにA群β溶血性連鎖球菌（GAS）感染の有無に注目し，GASの感染と診断された場合にはペニシリン系抗菌薬10日間の投与を推奨し，それ以外の場合には抗菌薬非投与を推奨してある．一方，「気道感染症の抗菌薬適正使用に関する提言」[3]では，急性咽頭炎・扁桃炎では原因微生物の大半はウイルスであり，もっとも重要な原因菌はGASであるとしている点は「抗微生物薬適正使用の手引き」[2]と同様であるが，C群β溶血性連鎖球菌（Group C Streptococcus：GCS），G群β溶血性連鎖球菌（Group G Streptococcus：GGS）および*Fusobacterium*属などの嫌気性菌も急性咽頭炎・扁桃炎の原因になりうるとしている（表3）．特に，*Fusobacterium necrophorum*は健常人でも分離され急性咽頭炎・扁桃炎患者との間に有意差は認めないものの急性咽頭炎・扁桃炎では*Fusobacterium necrophorum*の菌量が有意に高く臨床的に意義があるとしている．これらのことを含め「気道感染症の抗菌薬適正使用に関する提言」[3]では，図4に示すようにペニシリン系抗菌薬以外の投与で第二選択薬以降の抗菌薬を提言している点である（表4）．

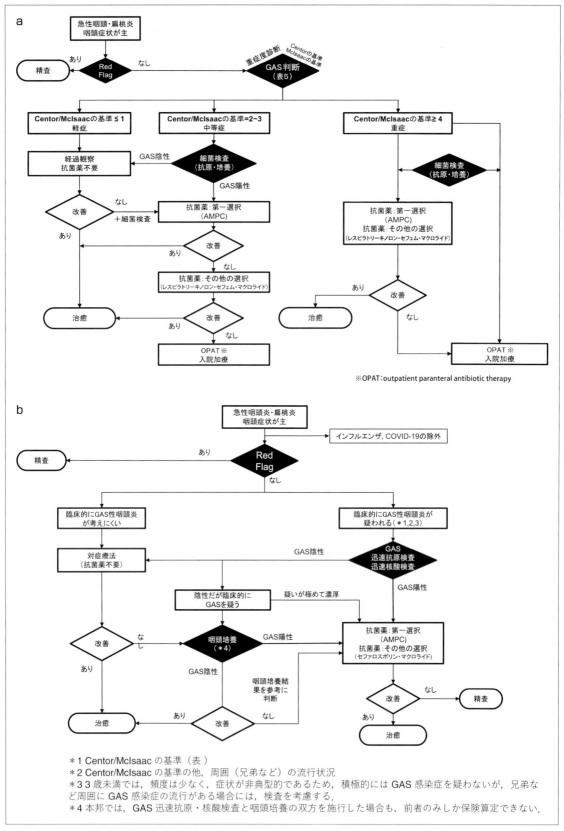

図 4.
a：急性咽頭炎・扁桃炎診療アルゴリズム（成人）
b：急性咽頭炎・扁桃炎診療アルゴリズム（小児）
（文献 3. p.S11 より転載）

表 2. 急性咽頭炎・扁桃炎の治療に対する考え方と抗菌薬の選択　急性咽頭炎

〈成人・学童期以降の小児編〉
・迅速抗原検査または培養検査で A 群 β 溶血性連鎖球菌（GAS）が検出されてない急性咽頭炎に対しては，抗菌薬投与を行わないことを推奨する．
・迅速抗原検査または培養検査で GAS が検出された急性咽頭炎に対して抗菌薬を投与する場合には，以下の抗菌薬投与を検討することを推奨する．
（成人・小児における基本）アモキシシリン水和物内服 10 日間
〈乳幼児〉
・急性咽頭炎が，感染性，非感染性要因による咽頭の急性炎症である．
・急性咽頭炎では，その原因が GAS による感染か否かを，臨床初見と検査結果を合わせて診断することが重要である．
・迅速抗原検査または培養検査で GAS が検出されてない急性咽頭炎に対しては，抗菌薬投与を行わないことを推奨する．
・迅速抗原検査または培養検査で GAS が検出された急性咽頭炎に対して抗菌薬を投与する場合には，以下の抗菌薬投与を検討することを推奨する．
（乳幼児における基本）アモキシシリン水和物内服 10 日間

（文献 2 を参照）

表 3. 急性咽頭炎・扁桃炎の治療に対する考え方と抗菌薬の選択　急性咽頭・扁桃炎

・急性咽頭・扁桃炎とは，感染によって咽頭および扁桃に炎症が総じた状態であり，発熱と咽頭痛を主体とする．
・原因微生物つのほとんどはウイルスであり抗菌薬を必要としない．
・もっとも重要な原因菌は小児，成人ともに GAS である．
・年齢，症状，所見，流行状況から GAS による急性咽頭・扁桃炎を行い迅速抗原検査または細菌培養検査で GAS が証明された症例に対して，抗菌薬投与を検討する．
・GAS による急性咽頭・扁桃炎に対する抗菌薬投与は成人・小児とも AMPC を基本とする．
・GAS 以外の C 群 β 溶血性連鎖球菌，G 群 β 溶血性連鎖球菌および *Fusobacterium* 属などの嫌気性菌も急性咽頭炎・扁桃炎の原因になりうる．

（文献 3 を参照）

表 4. 急性咽頭炎・扁桃炎に対する推奨されている抗菌薬

成人	小児
基本 　・AMPC　　経口 1 回 500 mg・1 日 3 回・7〜10 日間 その他の薬剤：以下を選択肢として考慮する． 　・LSFX　　経口 1 回 75 mg・1 日 1 回・5 日間 　・STFX　　経口 1 回 100 mg・1 日 1〜2 回・5 日間 　・GRNX　　経口 1 回 400 mg・1 日 1 回・5 日間 　・MFLX　　経口 1 回 400 mg・1 日 1 回・5 日間 　・LVFX　　経口 1 回 500 mg・1 日 1 回・5 日間 　・TFLX　　経口 1 回 150 mg・1 日 2〜3 回・5 日間 　・CFPN-PI　経口 1 回 100 mg（再発例では 150 mg）・1 日 3 回・5 日間 　・CDTR-PI　経口 1 回 100 mg（再発例では 200 mg）・1 日 3 回・5 日間 　・CFTM-PI　経口 1 回 100 mg・1 日 3 回・5 日間 　・CEX　　1 回 250 mg・1 日 4 回・5 日間 　治療失敗例に対しては，感受性試験の結果や臨床効果をみながら，その他の薬剤への変更を考慮する．	基本 　・AMPC　経口 1 回 10〜16.7 mg/kg・1 日 3 回・10 日間 その他の薬剤：以下を選択肢として考慮する． 　・CEX　　経口 1 回 6.25〜12.5 mg/kg・1 日 4 回・10 日間 　・CEX　　経口 1 回 25〜50 mg/kg・1 日 4 回・10 日間（持続製剤の場合） ペニシリンアレルギーがある場合 　・CAM　経口 1 回 7.5 mg/kg・1 日 2 回・10 日間 　・CLDM　経口 1 回 6.7 mg/kg・1 日 3 回・10 日間 　ペニシリンアレルギーの程度により，抗菌スペクトルは広いが経口セファロスポリン（CDTR-PI，CFPN-PI，CFTM-PI，CFDN など）（5〜10 日間）投与も考慮する．

（文献 3 を参照）

GAS の診断

　GAS 感染の感染診断には迅速抗原検査あるいは培養検査が一般的である．また，これら以外には年齢制限はあるものの GAS の核酸遺伝子の検出による検査方法があり，感染初期からの検出が可能で，当院では小児までの症例ではこの GAS の核酸遺伝子の検出による検査方法を用いて診断している．しかし，現在のところ迅速抗原検査および核酸遺伝子の検出による検査方法と培養検査との併用は保険診療上認められていない．迅速抗原検査および核酸遺伝子の検出による検査方法で

表 5. Centor および McIsaac の基準

Centor の基準	
発熱 38℃以上	1 点
咳がない	1 点
圧痛を伴う前頸部リンパ節腫脹	1 点
白苔を伴う扁桃炎	1 点
McIsaac の基準：Centor の基準を年齢で補正をする	
年齢	3〜14 歳：＋1 点，15〜44 歳：0 点，45 歳〜：−1 点

Centor の基準に基づく GAS による急性咽頭・扁桃炎のリスク（可能性）は，1 点以下で
1〜2.5%，2 点で 5〜10%，3 点で 28〜35%，4 点以上で 51〜53%

（文献 3．p. S8 より転載）

表 6. 急性咽頭炎・扁桃炎の重症度分類（成人）

		0 点	1 点	2 点
症状スコア	日常生活の困難度	さほど支障なし	支障はあるが，仕事や学校を休むほどではない	仕事・学校を休む
	咽頭痛・嚥下痛	違和感または軽度	中等度	摂食困難なほど痛い
	発熱	37.5℃未満	37.5〜38.5℃	38.5℃以上

軽症：0〜1 点，中等症：2〜3 点，重症：4〜6 点

（文献 3．p. S8 より転載）

GAS が陽性の場合，GAS の薬剤耐性の頻度は低いものの，ペニシリン系抗菌薬に対して耐性があるのか否かの診断ができないので判断できない場合もあり注意を要する．また，迅速抗原検査および核酸遺伝子の検出による検査方法が陰性の場合，ウイルス感染だけなのか他の細菌感染があるのか否かの診断が困難である．臨床的に GAS による急性咽頭炎・扁桃炎の可能性の判断基準として Centor の基準あるいはその基準に年齢補正を追加した McIsaac の基準が知られている（表5）．また，成人では痛みの程度を表現することが容易であり，急性咽頭炎・扁桃炎の痛みが日常生活に影響し，この痛みの程度を用いた重症度分類が検査や治療の選択に有用であるとされている（表6）．そして，GAS 感染が有意に重症度の基準が高かったとされ，この重症度分類も抗菌薬の適正使用の一助になると考えられる．

2つの診療ガイドラインの特徴と差異

これら2つの診療ガイドラインの特徴と差異について，詳細に検討してみる．
「抗微生物薬適正使用の手引き」[2]では，抗菌薬治療については抗菌薬の第一選択薬の投与までであり，また対象とする原因微生物については GAS の有無に注目し，この細菌の感染と診断された場合にはペニシリン系抗菌薬 10 日間の投与を推奨し，それ以外の場合には抗菌薬非投与を推奨してある（表2）．実際の治療アルゴリズムの中では気道症状の有無，バイタルサインの異常の有無で3つに分類し，その後気道症状がある場合にその症状の主な部位により，感冒，急性鼻副鼻腔炎，急性咽頭炎（・扁桃炎），急性気管支炎の4つに分類している（図2）．その後，急性咽頭炎と診断した場合には重症度を示す「Red Flag」（表7）があるかどうかの診断を行い，「Red Flag」があれば精査を，なければ溶連菌を迅速抗原検査あるいは培養検査で行い，この検査が陰性であれば抗菌薬投与は不要，陽性であれば抗菌薬投与を検討するとなっている．すなわち，臨床症状を精査したのちに主たる原因菌，すなわち溶連菌感染の有無を検査し，溶連菌感染が確認されたのちにも漠然とした抗菌薬投与を決定するのではなくいったん投与するか否かの検討を行い抗菌薬投与の決定を行うとしている．

表 7. Red Flag

・人生最悪の痛み，唾も飲み込めない，開口障害，嗄声，呼吸困難
→扁桃周囲膿瘍，急性喉頭蓋炎，咽後膿瘍などを考慮
・突然発症，嘔吐，咽頭所見が乏しい
→急性心筋梗塞，くも膜下出血，頸動脈・椎骨動脈解離などを考慮

(文献 2 を参照)

一方，「気道感染症の抗菌薬適正使用に関する提言」[3]では急性咽頭炎・扁桃炎では原因微生物の大半はウイルスであり，もっとも重要な原因菌はGASであるとしている点は「抗微生物薬適正使用の手引き」[2]と同様であるが，GCS，GGSおよび*Fusobacterium*属などの嫌気性菌も急性咽頭炎・扁桃炎の原因になりうるとしている（表3）．特に，*Fusobacterium necrophorum*は健常人でも分離され急性咽頭炎・扁桃炎患者との間に有意差は認めないものの急性咽頭炎・扁桃炎では*Fusobacterium necrophorum*の菌量が有意に高く臨床的に意義があるとしている．これらのことを含め「気道感染症の抗菌薬適正使用に関する提言」[3]では図4に示すように「抗微生物薬適正使用の手引き」[2]を含むそれ以降の抗菌薬投与を含む治療すなわちペニシリン系抗菌薬以外の投与で第二選択薬以降の抗菌薬を提言している点である．実際のアルゴリズムは成人と小児に分けて記載してある．成人・小児いずれのアルゴリズムにおいてもまず「Red Flag」の有無を検討している．小児の場合には，その前にCOVID-19，インフルエンザ感染の除外を行っている．「Red Flag」がなければ成人ではCentor/McIsaacの基準（表5）をもとに重症度分類を行い，軽症の場合には抗菌薬投与なしで経過観察，改善がない場合には細菌感染の検討を行い，抗菌薬の第一選択であるペニシリン系抗菌薬の中のアモキシシリン（AMPC）の投与を，それで改善がなければその他の抗菌薬投与を薬剤感受性の結果をもとに検討，それでも改善がなければ外来静注抗菌薬治療（outpatient parenteral antimicrobial therapy：OPAT）あるいは入院加療を検討するとなっている．中等症の場合にはGASが陰性であれば軽症と同じ治療過程を，陽性であればまずはAMPCの投与を，改善がなければその他の抗菌薬投与を，それでも改善がなければOPATあるいは入院加療を検討すると

なっている．重症の場合にはGASの検査を行い，AMPCあるいはその他の抗菌薬投与を行い，改善がなければOPATあるいは入院加療を検討するとなっている．また，重症の場合にはその重症度によっては最初からOPATあるいは入院加療を検討するとなっている．小児の場合には「Red Flag」の有無を検討をしたのちに，まず臨床的にGAS感染が疑われるか否かの分類を行い，疑いがない場合には対処療法を行い，改善がなければ咽頭培養を行い，GASが陽性の場合のみ抗菌薬投与を行うとしている．臨床的にGASが疑われる場合には迅速抗原検査あるいは迅速核酸検査を行い，陽性の場合には抗菌薬投与を，陰性の場合でも臨床的にGASが疑われる場合で疑いが極めて強い場合には抗菌薬投与を，その他の場合には細菌培養を行いGASがこの時点で検出された場合には抗菌薬の投与を行うとしている．小児の場合，抗菌薬投与の第一選択は成人と同じくAMPCであるが，その他の抗菌薬としてセファロスポリン系，マクロライド系抗菌薬の投与の選択肢も記載してある（図4）．

急性咽頭炎・扁桃炎の実際の抗菌薬適正治療について考える

この2疾患の治療を考える前に，まずかぜ症候群の抗菌薬治療の必要性の有無について考えてみる．初めの図2に示したごとくかぜ症候群（感冒）は発熱の有無は問わず，鼻症状（鼻汁，鼻閉），咽頭症状（咽頭痛），下気道症状（咳，痰）の3系統の症状が「同時に」「同程度」存在する病態を有するウイルス性の急性気道感染症であり，その自然経過は典型的には，まず微熱や倦怠感，咽頭痛を生じ，続いて鼻汁や鼻閉，その後に咳や痰が出てくるようになり，発症から3日目前後を症状のピークとして，7～10日間で軽快していくと指摘されている．感冒では，咳は3週間ほど続くこともあ

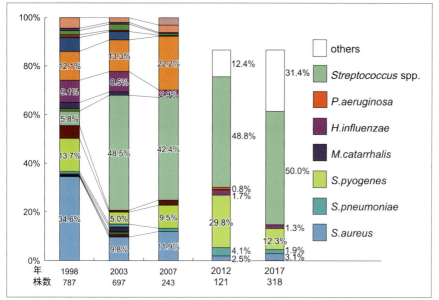

図 5.
急性扁桃炎由来検出菌年次推移
(文献 8. p. 200 より転載)

るが，持続する咳が必ずしも抗菌薬を要するような細菌感染の合併を示唆するとは限らないことが指摘されている．一方，通常の自然経過から外れて症状が進行性に悪化する場合や，いったん軽快傾向にあった症状が再増悪した場合には，二次的な細菌感染症が合併している場合があるとも指摘されている[2]．このように，その基本的な原因微生物はウイルスであり，抗菌薬投与は必要なく対処療法が中心となる．

次に急性咽頭炎・扁桃炎であるが，これらのうち急性扁桃炎における本邦での臨床分離微生物については「耳鼻咽喉科領域感染症臨床分離菌全国サーベイランス」[8]による検討が参考となる．この検討によると，もっとも多く検出された菌は Streptococcus spp. で，検出された細菌の 50％ を超えていたがこの細菌は口腔内の常在菌であり，その病原性については不明な点が多い．本疾患でもっとも重要であると考えられる GAS は 12.3％ で検出されており，S. pneumoniae は 1.9％，H. influenzae は 1.3％，その他では S. aureus が 3.1％ 検出されていた(図 5)．S. pyogenes 薬剤感受性については，同サーベイランスの結果[8]では MIC50 では検討したいずれの抗菌薬の感受性良好であるが，MIC90 をみると CAM(クラリスロマイシン)と AZM(アジスロマイシン)の有効性は期待されず，LVFX(レボフロキサシン)も有効でない．そ

表 8. Streptococcus pyogenes の薬剤感受性
(66 株；MIC：μg/mL)

薬剤	MIC50	MIC90
ABPC	≦0.06	≦0.06
AMPC	≦0.06	≦0.06
CVA/AMPC	≦0.06	≦0.06
SBT/ABPC	≦0.06	≦0.06
FRPM	≦0.06	≦0.06
PIPC	≦0.06	≦0.06
TAZ/PIPC-1	≦0.06	≦0.06
TAZ/PIPC-2	≦0.06	≦0.06
CDTR-PI	≦0.06	≦0.06
CFPN-PI	≦0.06	≦0.06
CMX	≦0.06	≦0.06
CFTM	≦0.06	≦0.06
CTRX	≦0.06	≦0.06
CPR	≦0.06	≦0.06
FMOX	0.25	0.25
TBPM-PI	≦0.06	≦0.06
MEPM	≦0.06	≦0.06
IPM	≦0.06	≦0.06
LVFX	1	4
TFLX	0.25	1
STFX	≦0.06	0.125
GRNX	0.125	0.25
CAM	≦0.06	≧128
AZM	0.125	≧128

(文献 8. p. 203 より転載)

れ以外のほとんどの抗菌薬が良好な感受性を示し，特に β-ラクタム系薬の MIC90 は ≦0.06 μg/mL であった(表 8)．これらのことから急性咽頭炎・扁桃炎においては，迅速検査，培養検査など

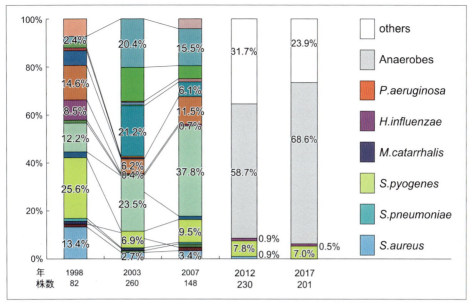

図 6. 扁桃周囲膿瘍由来検出菌年次推移
（文献 8. p. 201 より転載）

の検査結果から GAS の感染と診断された場合，また臨床的な GAS による急性咽頭炎・扁桃炎の可能性の判断基準として Centor の基準あるいはその基準に年齢補正を追加した McIsaac の基準（表 5）を用いて検討することにより，GAS 感染による急性咽頭炎・扁桃炎が疑われた場合には β-ラクタム系薬抗菌薬，特にその中でも抗菌スペクトルが狭いペニシリン系抗菌薬の投与による治療が推奨される．しかし，一部の症例ではこの AMPC 投与による治療失敗例もみられる．その原因として，GAS の細胞内侵入によりペニシリン系抗菌薬が作用できないこと，同時に感染している β-ラクタマーゼ産生菌によりペニシリン系抗菌薬が分解されてしまうことが考えられている．また，最近の報告では Centor の基準 3 点以上の症例では GAS が検出される割合は 50％，GCS, GGS が検出される割合は 25％，嫌気性菌である Fusobacterium 属も Centor の基準 3 点以上の症例の約 25％で関与しているとの報告がある[3]．それに対応するため「気道感染症の抗菌薬適正使用に関する提言」[3]では表 4 に示すごとく第一選択薬であるペニシリン系抗菌薬以外の抗菌薬の選択肢を提示している．しかし，現在の保険診療においては迅速抗原検査と細菌検査および薬剤感受性検査の同日併用が認められていないため，迅速抗原検査で陰性となった場合，細菌感染が疑われた場合でも，感染している細菌の同定および抗菌薬の薬剤感受性の診断が不可能となってしまう．今後は迅速抗原検査で GAS が陽性と判定されなかった症例に限ってでも，同日に迅速抗原検査と細菌培養および感受性検査が可能となることが細菌感染症の診断および抗菌薬の適切な投与の助けとなり，そのことにより薬剤耐性菌のこれ以上の増加を阻止する助けとなるのではないかと考える．

扁桃周囲膿瘍の診断と治療

扁桃周囲膿瘍の治療についてであるが，同サーベイランス[8]の結果から嫌気性菌は，その検出率は徐々に増加し，今回の検討では 68.6％を占めている（図 6）．その内訳をみると嫌気性グラム陽性球菌群が 30 株（14.9％），Prevotella spp. と Porphyromonas spp. が 78 株（38.8％），Fusobacterium spp. が 30 株（14.9％）であった．S. pyogenes が 14 株（7.0％），H. influenzae が 1 株（0.5％），その他の菌が 48 株（23.9％）であった．これらの細菌の薬剤感受性については感受性検査対象全嫌気性菌 210 株中，嫌気性グラム陽性球菌群（anaerobic gram positive cocci）では 53 株（急性副鼻腔炎

表 9. 嫌気性グラム陽性球菌の薬剤感受性(52株；MIC：μg/mL)

薬剤	MIC50	MIC90
PCG	≦0.06	≦0.06
CVA/AMPC	≦0.06	0.25
SBT/ABPC	≦0.06	0.25
FRPM	≦0.06	0.125
PIPC	≦0.06	0.5
TAZ/PIPC-2	≦0.06	≦0.06
CMX	0.125	2
CPR	0.125	2
FMOX	≦0.06	0.5
IPM	≦0.06	0.125
MEPM	≦0.06	0.125
LVFX	0.5	8
PUFX	2	16
TFLX	0.125	2
STFX	≦0.06	0.125
MINO	≦0.06	0.5
CAM	0.5	≧128
AZM	1	≧128
CLDM	0.25	4
MNZ	0.25	0.5

（文献 8. p. 207 より転載）

表 10. *Prevotella* spp. と *Porphyromonas* spp. の薬剤感受性(100株；MIC：μg/mL)

薬剤	MIC50	MIC90
PCG	0.125	8
CVA/AMPC	≦0.06	1
SBT/ABPC	0.125	2
FRPM	≦0.06	0.25
PIPC	1	32
TAZ/PIPC-2	≦0.06	≦0.06
CMX	0.5	32
CPR	1	128
FMOX	0.5	4
IPM	≦0.06	0.125
MEPM	≦0.06	0.125
LVFX	1	32
PUFX	1	16
TFLX	1	4
STFX	≦0.06	0.5
MINO	0.125	8
CAM	0.25	32
AZM	2	≧128
CLDM	≦0.06	≧128
MNZ	0.5	2

（文献 8. p. 207 より転載）

表 11. *Fusobacterium* spp. の薬剤感受性(38 strains；MIC：μg/mL)

Drug	MIC50	MIC90
PCG	≦0.06	0.125
CVA/AMPC	≦0.06	0.25
SBT/ABPC	≦0.06	≦0.06
FRPM	≦0.06	≦0.06
PIPC	≦0.06	≦0.06
TAZ/PIPC-2	≦0.06	≦0.06
CMX	0.125	1
CPR	0.5	4
FMOX	≦0.06	1
IPM	≦0.06	0.25
MEPM	≦0.06	≦0.06
LVFX	1	32
PUFX	1	8
TFLX	0.5	2
STFX	≦0.06	0.25
MINO	≦0.06	0.25
CAM	8	≧128
AZM	1	8
CLDM	≦0.06	0.125
MNZ	≦0.06	0.125

（文献 8. p. 207 より転載）

11株，慢性副鼻腔炎12株，扁桃周囲膿瘍30株)中52株に対する20薬剤の感受性検査が施行された(表9)．表9に示したようにCAM，AZMなどのマクロライド系薬，CMX(セフェピム)，CPRなどのセフェム系薬，STFX(シタフロキタシン)以外のLVFX，PUFX(プルリフロキサシン)，TFLX(トスフロキサシン)などのニューキノロン系薬，そしてCLDM(クリンダマイシン)の有用性は低いが，他の薬剤は比較的良好なMICを示している．*Prevotella* spp. と *Porphyromonas* spp. 感受性検査対象嫌気性菌210株中，*Prevotella* spp. と *Porphyromonas* spp. では113株(急性副鼻腔炎20株，慢性副鼻腔炎15株，扁桃周囲膿瘍78株)中100株に対する20薬剤の感受性検査が施行された(表10)．表10に示したように，FRPM(ファロペネム)，TAZ/PIPC(タゾバクタム/ピペラリシン)，IPM(イミペネム)，MEPM(メロペネム)，STFXは有用であり，マクロライド系薬やCLDMは推奨されない．MNZ(メトロニダゾール)のMIC90は2μg/mLであった．*Fusobacterium* spp. 感受性検査対象嫌気性菌210株中，*Fusobacterium*

spp. では44株(急性副鼻腔炎5株，慢性副鼻腔炎9株，扁桃周囲膿瘍30株)中38株に対する20薬剤の感受性検査が施行された(表11)．表11に示したように，全体では比較的良好なMICを示しているが，セフェム系薬，STFX以外のニューキノロン系薬，マクロライド系薬の有効性は期待できないという結果であった．

以上の結果から，急性咽頭炎・扁桃炎の抗菌薬治療では表4に示すごとく成人・小児とも第一選択はAMPCであるが，AMPCによる抗菌薬治療での治療失敗例，あるいはペニシリンアレルギーに対すると要すべき抗菌薬はセファロスポリン系抗菌薬，成人の場合にはニューキノロン系抗菌薬，小児の場合には感受性があればマクロライド系抗菌薬の投与を考慮すべきである．

まとめ

急性咽頭炎・扁桃炎の抗菌薬適正治療については，他の感染症，特に上気道感染症と同じく，抗菌薬の不適正使用(不必要治療：抗微生物薬が必要でない病態において抗微生物薬が使用されてい

る状態，不適切治療：抗微生物薬が投与されるべき病態であるが，その状況における抗微生物薬の選択，使用量，使用期間が標準的な治療から逸脱した状態）に注意をおき，対象症例の抗菌薬投与の必要性の有無を常に意識して治療を行う必要がある．

また，今回検討した急性咽頭炎・扁桃炎の症例に対しては抗菌薬を用いる場合，急性咽頭炎・扁桃の抗菌薬は AMPC を第一選択とし，細菌検査の結果や AMPC を投与して期待した臨床効果が得られない場合，セファロスポリン系を含め，他の抗菌薬の選択を考慮すべきである．

文　献

1) 国際的に脅威となる感染症対策の強化のための国際連携等関係閣僚会議：薬剤耐性（AMR）対策アクションプラン（2023-2027）．
2) 厚生労働省健康・生活衛生局感染症対策部感染症対策課：抗微生物薬適正使用の手引き　第三版．令和5年11月16日発行．
3) 一般社団法人日本感染症学会　気道感染症抗菌薬適正使用委員会：気道感染症の抗菌薬適正使用に関する提言（改訂版）．2022年11月20日発行．
4) 三部重雄：急性扁桃炎（急性口蓋扁桃炎）．形浦昭克（編）：pp. 78-89，今日の扁桃学．金原出版，1999．
5) 厚生労働省健康局結核感染症課：抗微生物薬適正使用の手引き　第一版．平成29年6月1日発行．
6) 厚生労働省健康局結核感染症課：抗微生物薬適正使用の手引き　第二版．令和元年12月5日発行．
7) 一般社団法人日本感染症学会　気道感染症抗菌薬適正使用委員会：気道感染症の抗菌薬適正使用に関する提言．2019年9月20日発行．
8) 鈴木賢二，黒野祐一，池田勝久ほか：第6回耳鼻咽喉科領域感染症臨床分離菌全国サーベイランス結果報告．日耳鼻感染症エアロゾル会誌，**83**：193-211，2020．

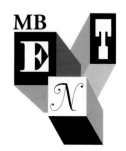

◆特集・手元に1冊！ 抗菌薬の適正使用ガイド
嫌気性菌感染症

阪上智史*1　日高浩史*2

Abstract 嫌気性菌は酸素に乏しい嫌気条件下で良好に発育でき，酸素によって弱体化し死滅する特徴を有している．薬剤耐性化や β-ラクタマーゼ産生株の影響，*Streptococcus anginosus* group との混合感染による病原性の増悪を生じることから，感染症治療においてその存在の把握と治療は重要であるといえる．耳鼻咽喉科・頭頸部外科感染症から得られた検体を用いて嫌気性菌の検出を試みる場合は，酸素に触れずに採取し嫌気条件下で保存したのちに，検査室に嫌気培養の必要性を伝えることが重要である．当科の頸部膿瘍症例から得られた嫌気性菌は *Fusobacterium* 属，*Prevotella* 属，*Peptostreptococcus* 属が多かった．耳鼻咽喉科・頭頸部外科領域の嫌気性菌が関与する感染症として頸部膿瘍は特に重篤な疾患であるが，その治療には切開排膿手術と β-ラクタマーゼ阻害薬配合ペニシリンあるいはカルバペネム系メトロニダゾールの併用投与が有効であると考える．

Key words 偏性嫌気性菌(obligate anaerobe)，頸部膿瘍(deep neck infection)，薬剤耐性(tolerance to drug)，*Streptococcus anginosus* group，β-ラクタマーゼ(β-lactamase)

はじめに

細菌は生物学的性状および生態から偏性嫌気性菌，通性嫌気性菌，微好気性菌，通性好気性菌の4つに分類される．酸素がない条件下で生育する細菌を嫌気性菌と呼び，酸素の存在下では発育できない偏性嫌気性菌と，酸素がある条件下でも発育できる通性嫌気性菌に分かれる．さらに，グラム染色の結果によりグラム陽性・陰性に，形態によって球菌と桿菌に，芽胞形成により有芽胞・無芽胞に分けられる．

多くの場合，偏性嫌気性菌を嫌気性菌として扱われるが，嫌気性菌にとって酸素は，① 細胞膜資質の酸化，② 産生する酵素の失活，③ 遺伝子への損傷をもたらし発育が困難となるのが一般的である[1]．このため，臨床検体から嫌気性菌を培養を行い同定し，治療に応用するには酸素に触れない嫌気下での検体の保存と培養が求められる．『嫌気性菌検査ガイドライン 2012』によると検体はAとBの2種類のカテゴリーに分類され，カテゴリーAは常に検査対象とし，カテゴリーBは必要に応じて検査対象とするように定義している(表1)[2]．嫌気性菌感染が問題となりやすい扁桃周囲膿瘍や頸部膿瘍から得られる膿汁検体はA-3に相当するが，口腔や咽頭のスワブにより採取された献体はカテゴリーBに属する．

嫌気性菌検出のための取り扱い

嫌気性培養加算の保険点数は122点であるが，嫌気性菌全般に常用されるヘミン・ビタミンK加ウサギ血液寒天培地は1枚450円と高価である(一般細菌培養用のヒツジ血液寒天培地は250円)．加えて嫌気性菌は通性嫌気性菌と混在していることが多く，選択的に分離するための嫌気性菌選択分離培地を用いた場合，1枚400〜500円を要する．さらに，複数菌種から単一菌種に絞り込む際にも

---

*1 Sakagami Tomofumi, 〒573-1010 大阪府枚方市新町2-5-1 関西医科大学耳鼻咽喉科・頭頸部外科，助教
*2 Hidaka Hiroshi, 同，准教授

表 1. 嫌気性菌検査の対象となる検体

カテゴリー	定義および検体の種類
A	・常に嫌気培養の対象となる検体
A-1	・常在菌の汚染を最小限にできる検体：無菌検体 ・血液，髄液，心のう液，胸水，関節液，骨髄，脳膿瘍，肺穿刺液，手術材料，生検材料
A-2	・常在菌の汚染はあるが，嫌気培養の価値が高い検体 ・経気管吸引法，気管支鏡検査検体，膀胱穿刺尿，骨盤腔・子宮内・軟部組織・瘻孔深部・皮膚深部の穿刺吸引物
A-3	・常在菌が多数存在する口腔内や下部消化管粘膜の破綻が原因となった検体 ・口腔・耳鼻咽喉部の膿瘍穿刺吸引液，腹水，腹腔穿刺液，骨盤内膿瘍の穿刺液，胆汁，手術時のスワブ検体
B	・通常は嫌気培養の対象としないが，場合によっては検査を行う検体 ・常在菌の汚染が避けられず，分離菌の病的意義の解釈がきわめて困難な検体 ・咽頭・鼻咽頭・歯肉のスワブ材料，創部・潰瘍表面のスワブ検体，腟・頸管のスワブ検体，排泄尿，カテーテル尿，喀痰，腸管内容物

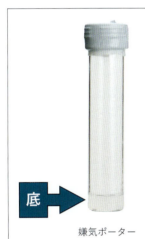

図 1. 嫌気ポーター

培地が追加で必要であり，詳細に検査をするほど保険点数を上回り赤字が膨らむことになる．また，嫌気性菌は発育が緩徐であり，コロニーが形成されるのに2〜3日を要する．つまり，スムーズに進んだとして6日(初代培養に2日，分離培養に2日，うまく単一菌種に分離できたとして同定に1日，薬剤感受性試験に1日)必要とする．嫌気性菌検査はコストと時間と手間がかかる検査であるため，嫌気性菌感染を疑う場合には必要性を検査室に伝えて確実に実施してもらう必要があるだろう．細菌検査に限らず，起因菌(原因)を絞り込むためにはより具体的な患者情報(年齢，疾患名，基礎疾患，症状，検体の採取方法と採取部位，抗菌薬使用の有無と種類)を検査室に伝えて検出率の上昇につなげたい[3]．

以上のことから，耳鼻咽喉科感染症検体から嫌気性菌を同定して治療に反映するためには，検体採取時になるべく酸素に触れないように採取し，提出する容器は嫌気ポーター(図1)などを用いること，細菌検査室に嫌気性菌の感染症を考慮し嫌気培養を必要としている臨床情報をオーダー時に伝えることが求められる．検体を採取できる機会は多くなく，この努力を惜しまないようにしたい．なお，敗血症を併発している患者に対して血液培養検査を行う場合があるが，嫌気性菌の関連を疑う場合には酸素分圧の違いから静脈血の採取を行うべきである．

嫌気性菌：好気性菌との混合感染の機序

耳鼻咽喉科領域では扁桃周囲膿瘍や頸部膿瘍に

表 2. 当科で治療を行った頸部膿瘍 28 症例
深頸部膿瘍(n＝28, 2020〜2023 年)

性別	男性 19, 女性 9
年齢	平均 68.4(26〜92)
原因	歯牙 15, 扁桃周囲膿瘍 9, 咽後膿瘍 1, 口腔底膿瘍 1, 化膿性脊椎炎 1, 不明 1
初診時 WBC(x1000/μL)	平均 15.3(2.1〜25.7)
初診時 CRP(mg/dL)	平均 27.3(3.8〜55.1)
培養検査結果	好気性菌のみ 4, 混合感染 12, 嫌気性菌のみ 10, その他 2
膿瘍処置	切開排膿 27
初期投与薬剤	ペニシリン系 18, 第 4 世代セフェム 5, キノロン系 3, カルバペネム系 2 いずれも CLDM もしくは MNZ を併用
入院期間(日)	平均 35(9〜133)
転帰	独歩退院 18, リハビリ転院 8, 死亡 2(いずれも降下性縦隔炎併発)

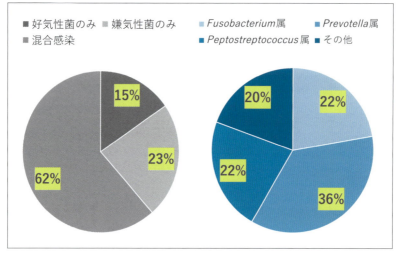

図 2. 膿汁検体の内訳

おいて嫌気性菌が同定され,時に好気性菌との混合感染を生じている.その機序として以下の 3 点が考えられる.

① **初期感染**:気道炎症の発症初期には好気性菌や通性嫌気性菌によって感染を生じ組織の炎症や損傷を生じる.

② **膿瘍形成**:感染が進行し,組織の破壊が進むと膿瘍が形成されるが膿瘍内部は酸素が乏しくなるため嫌気的な環境が生まれる.

③ **嫌気性菌の増殖**:酸素が乏しい膿瘍内で嫌気性菌が優勢になる.

嫌気性菌は膿瘍などの閉鎖腔内で増殖可能であり,宿主の免疫が及ばない場合には重症化する懸念がある.また,後述するように種々の抗菌薬剤耐性を獲得しており薬物治療に抵抗することから,嫌気性菌の同定と診断は臨床的に重要であろう.

主要な嫌気性菌

扁桃周囲膿瘍や頸部膿瘍の膿汁から同定される菌として *Fusobacterium* 属, *Prevotella* 属, *Peptostreptococcus* 属などが挙げられる.2020〜2023 年の間に当科で治療を行った頸部膿瘍 28 症例(表 2)から得られた膿汁の結果を図 2 に示す.好気性菌と嫌気性菌の混合感染が 16 例(62%)ともっとも多く,嫌気性菌は *Fusobacterium* 属, *Prevotella* 属, *Peptostreptococcus* 属で全体の約 80% を占めていた.さらに *Streptococcus anginosus* group

(SAG)を10例(36%)に認めた．SAGは5%炭酸ガスの存在かもしくは嫌気下で良好に発育する微好気性連鎖球菌であり，初代培養は嫌気培養が必須である．また，嫌気性菌と混合感染を起こすとSAGの発育促進や好中球の機能抑制により膿瘍形成傾向が強く，病原性の増悪を認めると報告されており[4)5)]，嫌気性菌が関連する膿瘍疾患の治療において注意が必要である．

1. *Fusobacterium* 属

グラム陰性桿菌に分類され，口腔内，消化管，上気道，生殖器などに常在している．近年の抗菌活性に関しては大西ら[6)]によるとβ-ラクタマーゼ阻害薬配合ペニシリン系薬ではクラブラン酸/アモキシシリン(CVA/AMPC)，スルバクタム/アンピシリン(SBT/ABPC)，タゾバクタム/ピペラシリン(TAZ/PIPC)，セフトリアキソン(CTRX)，メロペネム(MEPM)，イミペネム(IPM)に対しては良好な感性率が示されていた．

一方で，キノロン系薬ではレボフロキサシン(LVFX)およびモキシフロキサシン(MFLX)の最小発育阻止濃度(minimum inhibitory concentration：MIC)90は16μg/mL，ガレノキサシン(GRNX)のMIC90は8μg/mLと高く，トスフロキサシン(TFLX)ではMIC90が1μg/mLともっとも低かった．

マクロライド系薬ではクラリスロマイシン(CAM)，アジスロマイシン(AZM)のMIC90はそれぞれ>64μg/mL，>16μg/mLであり，抗菌活性の低下がみられていた．クリンダマイシン(CLDM)のMIC90は2μg/mLであった．

2. *Prevotella* 属

グラム陰性桿菌に分類され，口腔内，消化管，上気道，生殖器などに常在している．*P. intermedia*，*P. melaninogenica*，*P. buccae*は黒色色素を産生することが知られている．さらに，浅井ら[1)]によるとβ-ラクタマーゼ産生株が全体の半数以上に認められていた．

大西ら[6)]によるとβ-ラクタマーゼ阻害薬配合ペニシリン系薬，カルバペネム系薬は良好な抗菌活性を示す一方で，CTRX，LVFX，MFLX，CLDM，CAM，AZMに対するMIC90は32μg/mL，16μg/mL，8μg/mL，>128μg/mL，8μg/mL，>16μg/mLと低下を認めていた．β-ラクタマーゼ産生の有無でも検討されており，産生株は非産生株に対してCVA/AMPC，SBT/ABPC，CTRX，CAM，CLDMにおいて高いMIC90を示していた．

3. *Peptostreptococcus* 属

グラム陰性球菌に分類され，口腔内，消化管，皮膚などに常在している．Könönenら[7)]によると抗菌活性に関しては比較的良好に保たれており，当院で分離された8症例に関しても耐性化はみられなかった．

頸部膿瘍[8)]

前述のように嫌気性菌は口腔を含めた気道内に常在しており，宿主の免疫力が低下して嫌気条件が整った際に感染症を引き起こしていると考えられる．耳鼻咽喉科領域では，膿汁の貯留を生じる副鼻腔炎，中耳炎，扁桃周囲膿瘍，頸部膿瘍への関与が考えられるが，特に重症化によって致命的となる頸部膿瘍に関して以下に概説する．

1. 病 態

急性上気道炎，扁桃炎・扁桃周囲膿瘍，歯牙感染，異物や外傷などを原因として生じた膿瘍が頸部の疎なスペース(頸部間隙)に拡がった状態である．特に糖尿病，腎機能障害や免疫抑制剤投与中の患者は発症・重症化するリスクが高いと考えられている．いったん重症化すると窒息や多臓器不全を生じ致命的となるため，重症度にあわせた治療を早期に適切に選択する必要がある．頸部の感染症に伴って咽喉頭に浮腫を生じている症例も多く，気道確保のタイミングを逸しないことが重要となる．

2. 診 断

多くの症例で発熱をきたし，膿瘍形成部位には皮膚発赤，腫脹，圧痛を伴う．起座呼吸や吸気性喘鳴がみられる場合は気道狭窄所見を伴っている

可能性が高く，SpO₂の値にかかわらず内視鏡検査による気道評価を迅速に行う．

血液検査ではCRPの上昇やプロカルシトニンの上昇がみられる．白血球数は上昇することが多いが，重症感染症を反映して低下していることがある．クレアチニンキナーゼや乳酸脱水素酵素が上昇している場合は壊死性筋膜炎を生じている可能性がある．

造影CTで膿瘍腔の場所と広がりを確認し，ガス産生の有無や頸部主要血管との位置関係を確認する．水平断だけでなく，前額断CT画像があれば，膿瘍の進展経路を把握しやすい．可能な限り胸部まで撮影し，降下性縦隔炎の合併や胸郭内の液体貯留の有無を評価する．なお，造影剤の使用が難しい場合には単純MRIを用いて膿瘍の評価を行うことがある．しかし，緊急で施行する際の制約や撮影時間がかかることから，上気道狭窄が疑われる例では注意が必要である．

3．治療方針

＜切開排膿＞

本疾患の原因は細菌感染であるが，嫌気性菌が関与している割合が高いため切開排膿は有力な治療手段である．膿瘍腔を穿破することで空気の流入を生じ，嫌気性菌の弱体化が見込まれる．画像検査によって確認できた膿瘍腔に対して頸部外切開により排膿処置を実施する．頻度は高くないが感染症による組織壊死を伴う場合があり，その場合にはデブリードマンも行う．膿瘍開放部位にはドレーンなどを留置して洗浄処置を連日行う．初回の排膿術時に非開放部が残存していたり，膿瘍腔がさらに拡大したりすることによって，複数回の排膿手術を要する場合がある．排膿術後も積極的に画像検査を行い，手術介入の遅れによる状態の悪化を防ぎたい．

＜抗菌薬投与＞

起炎菌が判明するまでは広域抗菌薬を用いて，起炎菌判明後は同定された菌と感受性結果に応じて抗菌薬の変更を行う．高い割合での嫌気性菌の関与，β-ラクタマーゼ産生株の存在，キノロン系

やマクロライド系およびCLDMに対する耐性化を考慮すると，治療初期に用いる広域抗菌薬としてはβ-ラクタマーゼ阻害薬配合ペニシリンあるいはカルバペネム系メトロニダゾールの併用投与が理にかなっているであろう．

＜治療目標＞

昨今では薬剤の供給不足があり，使用薬剤の変更を迫られる症例を経験するが，外科的治療と組み合わせて感染症の制御をめざしたい．感染症の寛解後には頸部瘢痕や気管切開により低下した嚥下機能，全身状態の悪化により生じたADLの低下から回復し自宅退院をめざすことにある．特に，降下性縦隔炎を合併した場合，術後の嚥下障害に対するリハビリテーションを必要とすることも多い[9]．

まとめ

1）嫌気性菌の特徴：嫌気性菌は酸素の存在下では発育が困難で，酸素のない環境でよく繁殖する．酸素が嫌気性菌に与える影響は，細胞膜資質の酸化，酵素の失活，遺伝子の損傷などが挙げられる．

2）耳鼻咽喉科領域での感染症：頸部膿瘍などの耳鼻咽喉科領域の感染症では，嫌気性菌が関与することが多く，特に *Fusobacterium* 属，*Prevotella* 属，*Peptostreptococcus* 属が多く検出されている．

3）検体の取り扱い：嫌気性菌の正確な検出には，酸素に触れないように検体を採取し，嫌気条件下で保存し，適切な培養手法を検査室に指示することが重要．

4）混合感染：好気性菌，特にSAGとの混合感染が病原性を増悪させるため，嫌気性菌との関与を考慮した治療が求められる．

5）膿瘍疾患の治療法：切開排膿手術とβ-ラクタマーゼ阻害薬配合ペニシリン，カルバペネム系抗菌薬メトロニダゾールの併用が効果的であるとされている．

参考文献

1) 浅井信博, 三鴨廣繁：嫌気性感染症. 日内会誌, **107**：2282-2289, 2018.
   Summary　全身の嫌気性感染症について解説されており, *Bacteroides* 属, *Prevotella* 属, *Peptoniphilus* 属については抗菌薬の感受性率の経年変化が述べられている.

2) 日本臨床微生物学会検査法マニュアル作成委員会：嫌気性菌検査ガイドライン 2012. 日臨微生物誌, **22**(suppl. 1)：149, 2012.

3) 三澤慶樹：臨床医からの質問に答える. 検査と技術, **50**：1370-1372, 2022.
   Summary　嫌気培養検査依頼時の注意点に関して詳細に解説されている. 臨床医から検査技師に必要なコミュニケーションを教示する内容.

4) Gossling G：Occurrence and pathologenicity of the *Streptococcus milleri* group. Rev Infect Dis, **10**：257-285, 1988.

5) 新里　敬, 仲宗根　勇, 斎藤　厚：*Streptococcus milleri* group. 臨床検査, **38**：552-556, 1994.

6) 大西由美, 久田晴美, 野村伸彦ほか：中部地方で分離された呼吸器又は口腔由来嫌気性菌及び口腔連鎖球菌の薬剤感受性サーベイランス (2017 年〜2018 年). Jpn J Antibiot, **75**：10-14, 2022.
   Summary　本邦における横隔膜上の嫌気性菌 (*Prevotella* 属, *Fusobacterium* 属など)と連鎖球菌(*Streptococcus anginosus* group)に関して薬剤感受性を詳細に報告している.

7) Könönen E, Bryk A, Niemi P, et al：Antimicrobial susceptibilities of *Peptostreptococcus anaerobius* and the newly described *Peptostreptococcus* stomatis isolated from various human sources. Antimicrob Agents Chemother, **51**：2205-2207, 2007.

8) 日高浩史, 小澤大樹：深頸部膿瘍の病態と取り扱い. 耳展, **61**：190-201, 2018.

9) Hidaka H, Tarasawa K, Fujimori K, et al：Identification of risk factors for mortality and delayed oral dietary intake in patients with open drainage due to deep neck infections：Nationwide study using a Japanese inpatient database. Head Neck, **43**：2002-2012, 2021.

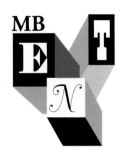

◆特集・手元に1冊！ 抗菌薬の適正使用ガイド

耳鼻咽喉科領域における真菌感染症

西原悠二[*1] 笠原 敬[*2]

Abstract 副鼻腔真菌症は侵襲性，非侵襲性の2種類に分類されるが，中でも免疫不全患者に発生する急性侵襲性副鼻腔真菌症は，非常に経過が早く致命的な転帰をたどるため，迅速な診断・治療が必要である．原因微生物としては，アスペルギルス属やムコールの頻度が高い．診断には培養検査のみでなく，組織侵襲や菌糸の形態を観察するために，正常粘膜も含めた十分量の病理組織用の検体を採取する．抗真菌薬の初期治療としては，抗糸状菌活性をもつリポソーマルアムホテリシンB(L-AMB)を選択し，アスペルギルス属が検出されたら，ボリコナゾール(VRCZ)への変更を検討する．L-AMBでは腎機能障害や電解質異常などの副作用に注意し，またVRCZでは薬物相互作用を確認し，適切なタイミングでTDMを行う．また，抗真菌薬の治療に並行して，可能な範囲で病巣のデブリードマンを行う．

Key words 侵襲性副鼻腔真菌症(invasive fungal sinusitis)，糸状菌(mold)，アスペルギルス(*Aspergillus*)，ムコール(*Mucor*)，抗真菌薬(antifungal agents)

はじめに

耳鼻咽喉科領域で真菌が感染する部位としては，耳・副鼻腔・咽頭・喉頭が挙げられ，特に頻度が高いのは耳真菌症と副鼻腔真菌症である[1]．耳真菌症という用語は，主に外耳道真菌症と同義に用いられることが多く，基本的には骨部外耳道から鼓膜に好発する浅在性真菌症である[2]．本稿では，深在性真菌症として問題になる副鼻腔真菌症の中でも，特に重症度の高い侵襲性副鼻腔真菌症を中心に解説し，また抗真菌薬のスペクトラム・使用方法についても概要を述べる．

副鼻腔真菌症の分類

副鼻腔炎とは，様々な要因(微生物，アレルゲン，薬物，刺激物，外傷など)によって副鼻腔に炎症が生じ，炎症性物質や腫脹した上皮によって副鼻腔開口部が閉塞して，正常なドレナージが妨げられている状態である[1]．副鼻腔は気道の最先端にあり，空中に浮遊する真菌の胞子を吸入し曝露する機会が多いため，真菌は副鼻腔炎の主要な原因の一つとなる．真菌による副鼻腔炎を副鼻腔真菌症と呼ぶが，病態において真菌の果たす役割は多様であり，正常粘膜や血管，神経，骨にまで浸潤することもあれば，単なる定着のこともあり，またアレルゲンとして作用することもある．

表1に副鼻腔真菌症の分類を示す．副鼻腔真菌症は侵襲性と非侵襲性に大別される．侵襲性のうち，経過が4週間以内と早く，副鼻腔から骨破壊を伴って周囲組織へ侵襲するものを「急性侵襲性」，経過が4週間以上で，真菌の副鼻腔粘膜内侵襲は認めるが深部への破壊的な侵襲のないものを「慢性侵襲性」と分類する[3]．また，非侵襲性副鼻腔真菌症については，慢性非侵襲性(寄生型)と，アレルギー性真菌性鼻副鼻腔炎(allergic fungal rhinosinusitis：AFRS)に分類される[3,4]．

なお，米国耳鼻咽喉科学会が提示する分類では，慢性経過をたどる侵襲性副鼻腔真菌症として

[*1] Nishihara Yuji, 〒634-8522 奈良県橿原市四条町840 奈良県立医科大学感染症内科学講座，助教
[*2] Kasahara Kei, 同，教授

表 1. 副鼻腔真菌症の分類

分類		経過	免疫状態	真菌の役割	組織浸潤	治療
侵襲性	急性侵襲性	4 週以内	免疫不全	病原	あり	切除，抗真菌薬
	慢性侵襲性	4 週以上*	免疫低下〜正常	病原	あり	切除，抗真菌薬
	肉芽腫性侵襲性	12 週以上	免疫正常	病原	あり	切除，抗真菌薬
非侵襲性	慢性非侵襲性（寄生型）	慢性	免疫正常	真菌塊	なし	切除，換気改善
	アレルギー性真菌性副鼻腔炎	慢性	免疫正常 アトピー	抗原	なし	切除，換気改善 抗アレルギー薬，ステロイド

*国際基準では，4〜12 週を亜急性，12 週以上を慢性と分類する

（文献 3〜5，10 より作成）

肉芽腫性侵襲性副鼻腔真菌症（granulomatous invasive fungal rhinosinusitis：GIFS）が記載されている[5]．免疫正常者に発症し，大半の症例で*Aspergillus flavus*が分離されるが，菌量自体は少なく，病理組織学的には著明な線維化を伴う非乾酪性肉芽腫を特徴とする[5]．スーダン，インド，パキスタン，サウジアラビアなど乾燥した地域の国々で多い疾患であり[5,6]，日本の分類には含まれていないことが多い．以下，GIFS 以外の侵襲性副鼻腔真菌症について解説する．

侵襲性副鼻腔真菌症

1．臨床経過

侵襲性副鼻腔真菌症の臨床的徴候として，「急性の局所疼痛（眼への放散痛を含む）」「黒色痂皮を伴う鼻潰瘍」「副鼻腔から眼窩を含む，骨性バリアを越える伸展」が挙げられる[7]．CT 画像での骨びらんは，侵襲性真菌感染症を示唆する所見である[8]．

慢性侵襲性副鼻腔真菌症では，通常患者は慢性的な副鼻腔炎の症状を訴え，全身症状は少ない[9]．一方で，重度の免疫不全がある患者で発症する急性侵襲性副鼻腔真菌症は，数日〜数週間の経過で急激に進行し，菌糸が血管に浸潤し虚血に陥る[9]．重度の免疫不全患者やコントロール不良の糖尿病患者では，数時間の経過で病変が急激に進行することもあるため[9]，疑ったら迅速な対応が必要である（仮に夜間であっても，翌朝まで待たずに対応する）．病変が進行すると，鼻粘膜に壊死と肉芽組織が生じ，口腔の感覚喪失・感覚低下，硬口蓋上の瘢痕組織，眼窩周囲および顔面の浮腫，複視，

視覚障害がみられることがある[10]．

2．リスク

副鼻腔は細菌感染の好発部位であり，初期の好中球減少期（7 日未満）の副鼻腔炎では主に細菌感染が原因となるが，10 日以上持続する好中球減少では侵襲性糸状菌感染症に罹患しやすくなる[8]．また，細胞障害性の化学療法は，鼻腔内の自然浄化機構を破壊するので，微生物のコロナイゼーションを増加させる[8]．好中球減少や化学療法以外のリスク因子としては，血液悪性腫瘍，固形臓器移植，糖尿病，HIV 感染，鉄過剰，ステロイド使用などが挙げられる[10]．また参考として，肺の糸状菌感染症のリスクとしては以下が報告されている[7]．

- 好中球数：500/mm³以下が 10 日間以上
- ステロイド：過去 60 日以内に，コルチコステロイド 0.3 mg/kg を 3 週間以上
- T 細胞抑制性の免疫抑制薬：カルシニューリン阻害薬，TNF-α 阻害薬，リンパ球特異的モノクローナル抗体，免疫抑制性核酸アナログ（フルダラビンなど）
- B 細胞抑制性の免疫抑制薬：ブルトン型チロシンキナーゼ阻害薬（イブルチニブ）など
- 先天性免疫不全：慢性肉芽腫症，STAT3 欠損，重症複合免疫不全症
- ステロイド抵抗性の移植片対宿主病（graft versus host disease：GVHD）

慢性侵襲性副鼻腔真菌症の患者の多くは高齢で，免疫不全の程度は軽度であり，背景因子として糖尿病や少量のステロイド使用が多い[9]．また，コカインの経鼻吸入による慢性侵襲性副鼻腔真菌

症が報告されており，慢性的な鼻腔の刺激が真菌の侵襲に関与している可能性がある[11]．

3．原因微生物

急性侵襲性副鼻腔真菌症の典型的な原因微生物はアスペルギルス属やムコールなどの糸状菌であるが，非典型例としては *Alternaria*, *Candida*, *Fusarium*, *Paecilomyces*, *Scedosporium*, *Scopulariopsis* なども原因菌となり，また混合感染をきたすこともある[12]．血液学的悪性腫瘍および長期好中球減少症の患者においては，特にアスペルギルス属（*A. flavus* および *A. fumigatus*）とムコールが主な原因菌となる[8]．アスペルギルス属，ムコール両方とも血管侵襲性が高いが，ムコールのほうが神経・血管や眼窩への侵襲度が高いとされる[13]．血液悪性腫瘍患者における，肺炎を伴う侵襲性アスペルギルス症およびムコール症の症例対照研究では，副鼻腔炎の併存およびボリコナゾールの予防投与は，ムコール症と関連していた[14]．慢性の侵襲性副鼻腔真菌症では，ムコールよりも，アスペルギルス属や黒色真菌（brown-black molds）が原因となることが多い[9]．

4．診　断

侵襲性副鼻腔真菌症の診断は，培養などの微生物学的検査に加え，画像・病理診断や，血清学的な補助診断を用いて総合的に行うが，常に悪性腫瘍と鑑別する必要がある[3]．ムコールは悪性眼窩腫瘍と似たような病像を眼窩に作るが，ムコール症のほうがはるかに速度が早い[15]．

1）培養・病理検査

微生物検査に関して，急性侵襲性副鼻腔真菌症では，真菌培養は70％で陽性になる[10]．通常は無菌である材料から（たとえば髄液，胸水，腹水など），無菌的操作で採取された検体において糸状菌が検出されれば，微生物学的な確定診断となる[7]．一方で，副鼻腔は無菌ではないため，糸状菌が検出されてもコンタミネーションの可能性があり，注意が必要である．確定診断には針吸引または生検で得られた検体の塗抹検査または病理組織学的検査で，関連する組織損傷の証拠を伴う菌

体を確認する必要があり[7]，培養検査のみでなく病理検査が必須である．

検体採取においては，副鼻腔内の病変部分のみを採取するのではなく，血管浸潤や真菌の形態を正確に評価するため，周辺の正常粘膜領域も十分に採取することが必要である[9)16]．

重要臓器に囲まれている後部篩骨洞や蝶形骨洞では十分な組織採取が困難なこともあるが，術中所見（真菌塊や乾酪物質，副鼻腔外へ進展する壊死病変）は臨床診断の一助となる[17]．

2）凍結標本

術中の迅速凍結標本が有効とする報告もある[10]．9つの文献を検討した systematic review によると，術中の迅速凍結標本を用いた診断は，感度83.3%，特異度98.6%であった[18]．アスペルギルスでは81.0%，ムコールでは75.4%と差があるが，これはムコール症では残存した構造組織が少なく，凍結標本による可視化が難しいためと考えられる[18)19]．病変のマージン評価については感度が劣る可能性があるものの，術中の凍結標本による評価は，迅速な治療開始の判断材料として有用である[19]．

3）血清学的診断

侵襲性真菌感染症の血清学的な補助診断として，β-D-グルカンやアスペルギルス（ガラクトマンナン）抗原検査が挙げられるが，感度が十分ではないこと，菌種や感受性は不明であり培養検査に代わる検査ではないことに留意する．特に，ムコール症ではβ-D-グルカン，ガラクトマンナン抗原はいずれも上昇しないため注意が必要である[20]．ガラクトマンナン抗原については，急性侵襲性副鼻腔真菌症における感度：40〜45%，特異度：95%以上とする報告が多い[19]．抗糸状菌活性をもつ抗真菌薬（エキノキャンディンやボリコナゾールなど）を予防投与中の患者では，侵襲性糸状菌感染症におけるガラクトマンナン抗原の偽陰性が報告されており[21]，仮に血清学的検査が陰性であっても，臨床症状や画像所見，培養・病理検査・術中所見などから総合的に診断する必要がある．

5．内科的治療

1）治療開始のタイミング

侵襲性副鼻腔真菌症は，前述のように，特に免疫不全患者では病気の進行が非常に早い．急性侵襲性副鼻腔真菌症では死亡率が50〜80%にも達し[10]，治療開始のタイミングを逃さないことが非常に重要である．血液悪性腫瘍患者のムコール症（肺炎，副鼻腔炎，腸管，播種性など含む）では，治療開始が6日以降に遅れると，12週時点での死亡率が2倍になると報告されている（82.9% vs. 48.6%）[22]．

侵襲性糸状菌感染症では，たとえば血液悪性腫瘍などの基礎疾患のために患者の全身状態が不良であり，加えて血球減少や凝固異常のために生検が実施できないなど，微生物学的な確定診断が困難なケースもある．また，検体が採取できた場合も，真菌の培養結果が判明するまで最低5日間程度を要する[19]．そのため，確定診断がつく前の段階で治療を開始することが多い．好中球減少性発熱患者においては，抗菌薬による初期治療が奏効しない場合に，真菌に対する経験的治療（4〜7日間の抗菌薬治療で解熱しない場合に，抗真菌薬を開始）や先制攻撃的治療（真菌の抗原またはDNAを検出する血清検査や，肺・副鼻腔CTで，真菌感染症が疑われる場合に抗真菌薬を開始）を行うが[23]，いずれにしても微生物学的な真菌感染の確定診断が得られる前の段階で治療を開始する必要があり，患者背景やリスクに応じて，想定される真菌を把握しておく必要がある．

2）抗真菌薬の全身投与

経験的治療の対象としては，頻度の高いアスペルギルス属やムコールを考慮する．ムコールはアゾール系抗真菌薬に耐性であるので，初期治療ではアムホテリシンB（amphotericin B：AMB）を使用する[19]．培養結果でアスペルギルス属と判明したら，ボリコナゾールへの変更を考慮する．アスペルギルス属の中でも，*A. terreus* はAMBに耐性を示すことがある[24]．アスペルギルス感染症の重症例では，ボリコナゾールにエキノキャンディン系抗真菌薬（カスポファンギンやミカファンギン）の追加を検討し，またボリコナゾールを副作用などで使用できない時は，AMBやイサブコナゾールへの変更を考慮する[9]．

その他，注意すべき点として，スケドスポリウム属はヒトに対する病原性糸状菌であるが，通常はAMBに耐性である．*Scedosporium apiospermum* complex が検出された場合は，ボリコナゾールによる治療を検討する[9][25]．

3）抗真菌薬の治療期間

侵襲性副鼻腔真菌症の抗真菌薬の治療期間は標準化されておらず，現時点で明確な基準はない[19]．参考として，侵襲性肺アスペルギルス症では6〜12週間と長期の抗真菌薬治療が推奨されている[26]．臨床的な改善が得られ，また可能な範囲で免疫不全が改善（好中球数の改善，ステロイドの減量，造血幹細胞移植患者では生着など）すれば点滴から内服薬への変更を考慮するが，重度の免疫不全があり改善に時間を要する患者では，数か月を要することもある[9]．その他，血液悪性腫瘍患者における侵襲性糸状菌感染症の治療終了の目安としては，以下が挙げられる[27]．

- 培養やバイオマーカーのフォローアップが陰性である
- 連続的なCT検査で，病変が縮小または消失している
- 寛解期で十分な血球数があり，さらなる化学療法や移植が予定されておらず，患者を注意深くフォロー可能

6．外科的治療

侵襲性副鼻腔真菌症における外科的介入には，診断目的の生検と治療目的のデブリードマンの2つがある．手術では壊死組織を完全に切除し，健常組織が出血する部分まで徹底したデブリードマンが必要である[10]．外切開による拡大手術が第一選択であり，手術による病巣の徹底的な切除を行うが，病変の全摘出は困難なことが多く，特に眼窩尖端から海綿状静脈洞に侵襲すると外科的治療は不可能である[16]．上顎摘出術や眼窩全摘出術の

表 2. 抗真菌薬のスペクトラム

		トリアゾール系			エキノキャンディン系	ポリエン系	フルオロピリミジン系
		FLCZ	ITZC	VRCZ	MCFG, CPFG	L-AMB	5-FC[*4]
酵母様真菌	カンジダ属	◎[*1]	○	○	◎	◎[*2]	○[*5]
	クリプトコックス属	◎	○	○	×	◎	◎
糸状菌	アスペルギルス属	×	○	◎	○	◎[*3]	×
	ムコール	×	×	×	×	◎	×

[*1]:*Candida glabrata*, *Candida krusei* には効果が乏しい
[*2]:*Candida lusitaniae* には効果が乏しい
[*3]:*Aspergillus terreus* には効果が乏しい
[*4]:耐性化の懸念があるため，単剤では使用しない
[*5]:*Candida krusei* には効果が乏しい

◎：活性あり，標準的治療薬として用いる
○：活性あり，代替薬となり得る
×：活性なし

（文献 28, 32 より作成）

ような拡大手術は，適切なタイミングで実施することで救命につながる可能性があるが[10]，外見を損ねる結果にもなる．患者や家族から拡大手術の同意が得られないこともあり，また全身状態が悪い患者では，侵襲の大きい拡大手術自体が不可能なこともある[17]．外切開と内視鏡的手術のいずれがよいか現時点では結論が出ておらず，深達度や感染臓器，患者背景や免疫状態を調整した研究が望まれる[19]．

抗真菌薬

1. 抗真菌薬の概論

真菌は，酵母様真菌（カンジダ属とクリプトコックス属）と糸状菌（アスペルギルス属とムコール）に分類すると，抗真菌薬のスペクトラムが理解しやすい．抗真菌薬は，大きくトリアゾール系，エキノキャンディン系，ポリエン系，フルオロピリミジン系の4系統に分類される．抗真菌薬のスペクトラムを表2に示す．フルオロピリミジン系（フルシトシン：5-FC）は酵母様真菌に対して活性をもつが，単剤では耐性菌出現が懸念されるため，基本的には他剤と併用する[28]．クリプトコックス髄膜炎の初期治療で，AMBと併用してフルシトシンを使用するが，その他に第一選択薬として使用する場面は限られる．本稿では，トリアゾール系，エキノキャンディン系，ポリエン系の3系統について，主に以下の文献[16)29)]を参照にして記載する．

1）トリアゾール系

真菌細胞膜の構成成分であるエルゴステロールを合成する酵素を阻害することで，効果を発揮する．全身投与するトリアゾール系抗真菌薬で，現在本邦で使用可能なものは，フルコナゾール（fluconazole：FLCZ），イトラコナゾール（itraconazole：ITCZ），ボリコナゾール（voriconazole：VRCZ），ポサコナゾール（posaconazole：PSCZ），イサブコナゾール（isavuconazole：ISCZ）の5種類であり，いずれも内服・点滴の製剤が存在する．

FLCZは原則として酵母様真菌の治療薬であり，抗糸状菌活性はもたない．ITCZ，VRCZ，PSCZ，ISCZは糸状菌活性をもつが，侵襲性アスペルギルス症に対する標準治療薬はVRCZである[26]．ムコールについては，VRCZが無効である点に注意する．PSCZやISCZはムコールに対して抗菌活性をもつが，あくまでステップダウンやサルベージ治療の位置づけであり，ムコールの第一選択薬はAMBである[30]．

トリアゾール系薬は，いずれもチトクローム代謝酵素CYP-450（CYP）の基質阻害作用があり，薬物相互作用に留意する．特にITCZ，VRCZ，PSCZのCYP阻害作用は強力である．侵襲性糸状菌感染症のハイリスク患者では使用されていることも多い，タクロリムスやシクロスポリンなどのカルシニューリン阻害薬の血中濃度を上昇させることがあるので，トリアゾール系抗真菌薬を新規で開始するときは，現在の使用薬剤との相互作用を必ず確認するよう徹底する．

2）エキノキャンディン系

真菌細胞壁の成分である β-D-グルカンの合成を阻害することで作用を発揮する．本邦では，ミカファンギン（micafungin：MCFG）とカスポファンギン（caspofungin：CPFG）の2剤が使用可能であるが，いずれも点滴製剤しか存在しない．酵母様真菌や糸状菌に対して幅広く活性をもつが，クリプトコックスやムコールには無効である．アスペルギルス症の治療薬としても使用可能ではあるが，ボリコナゾールが殺菌的であるのに対し，エキノキャンディン系は静菌的であるため，第一選択薬の位置づけではない．

トリアゾール系やポリエン系に比較して副作用や相互作用が少なく，また腎障害による用量調整が不要であるため，臨床現場において使用される場面は多い．使い勝手のよい薬剤ではあるが，中枢・眼内・尿路への移行性は悪いという問題もあり，感染臓器を踏まえた薬剤選択が重要である．

3）ポリエン系

真菌細胞膜のエルゴステロールに結合し細胞膜を直接破壊するために，強力かつ広域な抗真菌活性をもつ．国内では，AMB と，そのリポソーム製剤であるリポソーマルアムホテリシン B（liposomal amphotericin B：L-AMB）が使用可能であり，いずれも点滴製剤である．L-AMB は，AMB と比較して副作用が軽減されており，実際には L-AMB を使用する症例が大半である．抗真菌活性としては，酵母様真菌と，ムコールを含む糸状菌に幅広く効果がある．AMB の薬剤感受性が悪い菌種として，*Candida lusitaniae*，*A. terreus*，*Scedosporium* を把握しておく[28]．

他系統の抗真菌薬と比べ，臨床現場では副作用が問題になることが多い．ヒト細胞質膜のコレステロールにも結合するため，コレステロール濃度が高い腎尿細管などを選択的に結合・破壊し，腎機能障害や低カリウム血症などを引き起こすため，慎重なモニタリングが必要である．一方で，腎毒性があるものの，腎障害に応じた用量調整を行わない点も重要なポイントである．

2．抗糸状菌活性をもつ抗真菌薬の使用方法・使用上の注意点

ここでは，副鼻腔真菌症の原因菌となる糸状菌に対して使用する頻度の高い，VRCZ と L-AMB について記載する．

1）VRCZ

アスペルギルス症に対する第一選択薬であるが，ムコールには無効である．VRCZ には，錠剤，ドライシロップ，点滴の3つの剤形がある．内服薬の吸収は良好であり，bioavailability（生物学的利用度）は錠剤・ドライシロップとも90%以上である[28]．吸収は胃酸に影響されず，空腹時がもっとも吸収されやすいため[28]，食間に内服する必要がある．脳脊髄液や眼球組織への移行は良好で，血中濃度の50%を超えるため，中枢神経感染症や眼感染症に治療にも使用可能である[28]．

（1）投与量

投与量は，内服・点滴いずれの場合もローディングを行う．具体的な投与量は以下の通りである[31]．

・点　滴

初日：ローディング量として，1回6 mg/kg を1日2回

2日目以降：維持投与として，1回3〜4 mg/kg を1日2回

・内　服

初日：ローディング量として，1回300〜400 mg を1日2回

2日目以降：維持量として，1回200 mg を1日2回

（2）TDM

VRCZ 使用上の注意点として，治療薬物モニタリング（therapeutic drug monitoring：TDM）の必要性が挙げられる．患者間の血中濃度の差は，VRCZ の主要な代謝経路である CYP2C19 の遺伝子多型に起因している．日本人を含む非インド系アジア人では，最大20%が"poor metabolizer"（代謝能力が低く，血中濃度が上昇する）であり，白人や黒人集団に比べて，最大で血中濃度が4倍

まで高くなる[32]. そのため，濃度が上昇しやすい日本人では副作用予防のため，低濃度の傾向にある非アジア人では治療効果を上げるために TDM を行う. タイミングとしては，治療開始3～5日目に血中濃度を測定し，目標トラフ値は≧1.0 μg/mL（アスペルギルス症では≧2.0 μg/mL）～<4.0 μg/mL（非アジア人では<5.5 μg/mL）の範囲を目安とする[31].

また，初回 TDM の結果に基づき投与量を変更した場合，VRCZ は非線形の薬物動態（投与量と血中濃度は比例関係にない）であるため，改めて TDM を実施し，血中濃度を確認する必要がある. その他，点滴から内服へ変更する際は血中濃度が低下するため，目安としては生物学的利用度：80～90%として注射1回用量を参考に内服投与量を検討し，改めて TDM を実施して用量調整を行う[31].

なお，VRCZ は肝代謝であり，尿中に未変化体として排出されるのはわずか5%程度である[26]. 経口薬は腎からの排泄量が極めて少ないため，腎障害時も用量調整の必要はない. 点滴については，可溶化剤として添加されているスルホブチルエーテル β-シクロデキストリンナトリウム（SBECD）が蓄積するため，糸球体濾過速度<30 mL/min の患者では，治療上やむを得ない場合のみ点滴治療を選択する（しかしながら，シクロデキストリン蓄積による副作用の臨床報告はほとんどない）[31].

肝機能低下患者については，以下のように調整を行う[31].

・軽～中等度（Child-Pugh A，B）：ローディングは通常量，2日目以降は半量
・重度（Child-Pugh C）：安全性は確認されていない. VRCZ 以外の治療選択肢がない場合，早期の TDM 実施やトラフ<3 μg/mL を考慮する（維持量で高濃度になる可能性がある）

（3）副作用

VRCZ に特徴的な副作用として，光線過敏性皮疹，視覚変化（光視症），フッ化物による骨毒性（骨や関節の疼痛を伴う骨膜炎）などがある[26][28]. 視覚症状は血中濃度上昇と関連性が報告されているが，一時的で自然に改善することも多く，症状が持続する場合には TDM を考慮する[31].

2）L-AMB

ムコール症の第一選択薬であり，またアスペルギルス症では VRCZ が使用できない時の代替薬として使用する.

（1）投与量

アスペルギルス症における用量は3～5 mg/kg である[26]. ムコールの治療における用量は定まっていないが，5～10 mg/kg と高用量を使用することが多い[30]. L-AMB を使用する際は，まず1バイアル（50 mg）あたり注射用水 12 mL で溶解して，激しく振盪する. それを5%ブドウ糖液（2.5 mg/kg/日未満：100 mL，2.5 mg/kg/日以上：250 mL）で希釈し（生理食塩水では沈殿を生じる），1日1回，1～2時間で投与する[33]. 溶解方法が細かく設定されているため，薬剤部や病棟スタッフと事前に情報共有を行う.

（2）副作用

主な副作用として，発熱，嘔気・嘔吐，腎機能障害，低カリウム血症，低マグネシウム血症などが知られる. AMB は，副作用のために十分量を長期間投与することが難しかったが，リポソーマル製剤である L-AMB では副作用が軽減され，感染病巣で効果的に薬効を発現する[29].

L-AMB の経静脈投与に伴う副作用（infusion-related reactions）としては，以下が報告されている.

・胸痛，呼吸困難，低酸素
・腹部・側腹部・背部・下肢の激痛
・潮紅，蕁麻疹

これらの反応の多くは点滴開始後5分以内に発生し，輸液速度とは無関係とされる. これらの反応は，ジフェンヒドラミンの投与と LAMB の短時間の中断によって対応可能である[34].

まとめ

　副鼻腔真菌症は，非侵襲性から侵襲性まで様々な病態を呈するが，特に急性侵襲性副鼻腔真菌症は，経過が非常に早く致死的な経過をたどる．免疫不全状態などのハイリスク患者において，侵襲性副鼻腔真菌症を疑う徴候がある時は，十分量の培養・病理検査用の検体を採取したうえで抗真菌薬の全身投与を速やかに開始し，また可能であれば外科的な病変切除を検討する．原因微生物としては糸状菌（アスペルギルス属やムコール）の頻度が高いので，副作用に留意しつつ，まずはL-AMBを開始し，培養検査結果に応じて抗真菌薬を最適化する．

文　献

1) Chakrabarti A : Fungal diseases of the ear, nose, and throat. In : Kibbler CC, et al(editors) : pp. 154-162, Oxford Textbook of Medical Mycology [Internet]. Oxford University Press, 2018 [cited 2024 Aug 28]. https://doi.org/10.1093/med/9780198755388.003.0024

2) 穐山直太郎：外耳・中耳の真菌症．耳喉頭頸，**95**(8)：614-618, 2023.

3) 和田弘太：副鼻腔真菌症．JOHNS, **37**(9)：1123-1128, 2021.

4) 松脇由典：副鼻腔真菌症．JOHNS, **31**(9)：1275-1277, 2015.

5) Chakrabarti A, Denning DW, Ferguson BJ, et al : Fungal rhinosinusitis : A categorization and definitional schema addressing current controversies. Laryngoscope, **119**(9)：1809-1818, 2009.
   Summary 米国耳鼻咽喉科学会による，副鼻腔真菌症の国際的な分類基準であり，それぞれの病態を詳細に解説している．

6) Alarifi I, Alsaleh S, Alqaryan S, et al : Chronic Granulomatous Invasive Fungal Sinusitis : A Case Series and Literature Review. Ear Nose Throat J, **100**(5_suppl)：720S-727S, 2021.

7) Donnelly JP, Chen SC, Kauffman CA, et al : Revision and Update of the Consensus Definitions of Invasive Fungal Disease From the European Organization for Research and Treatment of Cancer and the Mycoses Study Group Education and Research Consortium. Clin Infect Dis, **71**(6)：1367-1376, 2020.

8) 2024NCCN guidelines_Prevention and Treatment of Cancer-Related Infections. https://www.nccn.org/guidelines/guidelines-detail?category=3&id=1457

9) Fungal rhinosinusitis-UpToDate.[cited 2024 Aug 30]

10) Singh V : Fungal Rhinosinusitis : Unravelling the Disease Spectrum. J Maxillofac Oral Surg, **18**(2)：164-179, 2019.

11) Pekala KR, Clavenna MJ, Shockley R, et al : Chronic invasive fungal sinusitis associated with intranasal drug use. Laryngoscope, **125**(12)：2656-2659, 2018.

12) Luo YT, Zhu CR, He B, et al : Diagnostic and therapeutic strategies of acute invasive fungal rhinosinusitis. Asian J Surg, **46**(1)：58-65, 2023.

13) Craig JR : Updates in management of acute invasive fungal rhinosinusitis. Curr Opin Otolaryngol Head Neck Surg, **27**(1)：29-36, 2019.

14) Chamilos G, Marom EM, Lewis RE, et al : Predictors of Pulmonary Zygomycosis versus Invasive Pulmonary Aspergillosis in Patients with Cancer. Clin Infect Dis, **41**(1)：60-66, 2005.

15) 花岡秀樹：第16章 アスペルギルス症とムコール症．青木　眞(編著)：1142-1163, レジデントのための感染症診療マニュアル第3版．医学書院，2015.

16) 深在性真菌症のガイドライン作成委員会(編)：深在性真菌症の診断・治療ガイドライン2014, 協和企画，2014. https://ndlsearch.ndl.go.jp/books/R100000002-I025303671

17) Sasaki T, Ishioka K, Wakasugi R, et al : Clinical Features and Prognosis of Invasive Fungal Rhinosinusitis. Nihon Bika Gakkai Kaishi Jpn J Rhinol, **56**(2)：110-118, 2017.

18) Kim DH, Kim SW, Hwang SH : Usefulness of intraoperative frozen section for diagnosing acute invasive fungal rhinosinusitis : A systematic review and meta-analysis. Int Forum Allergy Rhinol, **11**(9)：1347-1354, 2021.

19) Roland LT, Humphreys IM, Le CH, et al : Diagnosis, Prognosticators, and Management of

Acute Invasive Fungal Rhinosinusitis：Multidisciplinary Consensus Statement and Evidence-Based Review with Recommendations. Int Forum Allergy Rhinol, **13**(9)：1615-1714, 2023.

　Summary　侵襲性副鼻腔真菌症の診断・予後規定因子・治療に関して，包括的な文献レビューに基づいた推奨が述べられている．

20）Kontoyiannis DP：258-Agents of Mucormycosis and Entomophthoramycosis. Mandell, Douglas, and Bennett's principles and practice of infectious diseases. 9th edition. Elsevier, 2019.

21）Hsu AJ, Tamma PD, Zhang SX：Challenges with Utilizing the 1,3-Beta- D-Glucan and Galactomannan Assays To Diagnose Invasive Mold Infections in Immunocompromised Children. Humphries RM, editor. J Clin Microbiol, **59**(9)：e03276-20, 2021.

22）Chamilos G, Lewis RE, Kontoyiannis DP：Delaying Amphotericin B-Based Frontline Therapy Significantly Increases Mortality among Patients with Hematologic Malignancy Who Have Zygomycosis. Clin Infect Dis, **47**(4)：503-509, 2008.

23）Freifeld AG, Bow EJ, Sepkowitz KA, et al：Clinical Practice Guideline for the Use of Antimicrobial Agents in Neutropenic Patients with Cancer：2010 Update by the Infectious Diseases Society of America. Clin Infect Dis, **52**(4)：e56-e93, 2011.

24）Bennett JE, Dolin R, Blaser MJ(eds.)：Iii-257-Aspergillus Species. Mandell, Douglas, and Bennett's principles and practice of infectious diseases. 9th edition. Elsevier, 2019.

25）Hospenthal DR：268-Uncommon Fungi and Related Species. Mandell, Douglas, and Bennett's principles and practice of infectious diseases. 9th edition. Elsevier, 2019.

26）Patterson TF, Thompson GR, Denning DW, et al：Practice Guidelines for the Diagnosis and Management of Aspergillosis：2016 Update by the Infectious Diseases Society of America. Clin Infect Dis, **63**(4)：e1-e60, 2016.

27）Fernández-Cruz A, Lewis RE, Kontoyiannis DP：How Long Do We Need to Treat an Invasive Mold Disease in Hematology Patients? Factors Influencing Duration of Therapy and Future Questions. Clin Infect Dis, **71**(3)：685-692, 2020.

28）Nett JE, Andes DR：Antifungal Agents. Infect Dis Clin North Am, **30**(1)：51-83, 2016.

　Summary　抗真菌薬のスペクトラム，使用方法，副作用などについて網羅的にまとめられている．

29）一般社団法人日本造血・免疫細胞療法学会（編）：造血細胞移植ガイドライン 真菌感染症の予防と治療（第2版）．2021年9月．https://www.jstct.or.jp/uploads/files/guideline/01_04_shinkin02.pdf

30）Steinbrink JM, Miceli MH：Mucormycosis. Infect Dis Clin North Am, **35**(2)：435-452, 2021.

31）日本化学療法学会／日本TDM学会／抗菌薬TDMガイドライン作成委員会/TDMガイドライン策定委員会抗菌薬小委員会（編）：抗菌薬TDM臨床実践ガイドライン2022(executive summary)更新版．2022．https://www.chemotherapy.or.jp/modules/guideline/index.php?content_id=82

32）Thompson GR, Cadena J, Patterson TF：Overview of Antifungal Agents. Clin Chest Med, **30**(2)：203-215, 2009.

33）医療用医薬品：アムビゾーム（アムビゾーム点滴静注用50 mg）[Internet]．[cited 2024 Aug 13]．Available from：https://www.kegg.jp/medicus-bin/japic_med?japic_code=00051538

34）Stevens DA：40A-Antifungal Agents：Amphotericin B. Antifung Agents. Mandell, Douglas, and Bennett's principles and practice of infectious diseases. 9th edition. Elsevier, 2019.

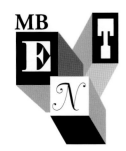

◆特集・手元に1冊! 抗菌薬の適正使用ガイド
MRSA 感染症

馬場啓聡*

Abstract 代表的な薬剤耐性菌の一つであるメチシリン耐性黄色ブドウ球菌(methicillin-resistant *Staphylococcus aureus*：MRSA)は，本邦において検出率が高く，臨床現場でもっとも遭遇する機会の多い多剤耐性菌である．一方で，その病原性は非常に高く，症例毎に適切な対応が求められる．抗 MRSA 薬はそれぞれに異なる系統の薬剤に属し，互いに大きく異なった特徴を有しているため，個々の患者状態や感染症の種類に応じた最適な治療計画を立案できるよう，臨床医はそれぞれの抗 MRSA 薬の特性について，十分に理解しておく必要がある．

Key words メチシリン耐性黄色ブドウ球菌(methicillin-resistant *Staphylococcus aureus*：MRSA)，抗 MRSA 薬(anti-MRSA antibiotics)，薬物血中濃度モニタリング(therapeutic drug monitoring：TDM)

はじめに

メチシリン耐性黄色ブドウ球菌(methicillin-resistant *Staphylococcus aureus*：MRSA)は，代表的な薬剤耐性菌の一つで，2017 年に世界保健機関(WHO)の公表した「新規抗菌薬が緊急に必要な薬剤耐性菌のリスト」では，新規抗菌薬開発の緊急性が高いものとして位置づけられている[1]．ヒトの皮膚や鼻腔に常在し，創傷部位など皮膚バリアの破綻した部位より侵入することで侵襲性感染を引き起こす黄色ブドウ球菌は本来，そのほとんどがペニシリン感受性株であったが，ペニシリン開発直後の 1950 年代に出現が確認されたペニシリン耐性株の出現に次いで，1960 年代には，ペニシリン耐性株に対し開発されたメチシリンに対しても耐性をもつ MRSA の感染が拡大し，その治療を脅かす事態となった．MRSA の名はこの，現在は市販されていない，古い薬剤であるメチシリンに対する薬剤耐性に由来するが，実際には，すべての MRSA 株は，βラクタム系薬に対する親和性が低い，ペニシリン結合蛋白 2'(penicillin-binding protein 2'：PBP2')をコードする *mecA* 遺伝子を獲得・保有しており，セファロスポリン系やカルバペネム系を含むほとんどのβラクタム系薬に耐性を示すだけでなく，アミノ配糖体系薬やマクロライド系薬など，他の多くの薬剤に対しても広く耐性を示すことが多いため，治療選択肢は非常に限られる．

MRSA の病原性は通常の黄色ブドウ球菌と変わらずに高く，菌血症など侵襲性感染を起こした場合，その死亡率は非常に高い[2]．本邦における入院患者由来の MRSA 分離率は 50％弱と高く[3]，臨床現場でもっとも遭遇する機会の多い薬剤耐性菌であるため，すべての臨床医が，個々の患者状態や感染症の種類に応じた最適な治療計画を立案できるよう，治療薬である抗 MRSA 薬の特性を十分に理解する必要がある．

抗 MRSA 薬の種類と特徴

2024 年現在，本邦で抗 MRSA 薬として承認さ

---

* Baba Hiroaki，〒980-8574 宮城県仙台市青葉区星陵町 1-1　東北大学病院総合感染症科，助教

表 1. 各抗 MRSA 薬の特徴

分類		グリコペプチド系		環状リポペプチド系	オキサゾリジノン系		アミノグリコシド系
一般名		バンコマイシン	テイコプラニン	ダプトマイシン	リネゾリド	テジゾリド	アルベカシン
作用機序		細胞壁合成阻害	細胞壁合成阻害	細胞膜障害	蛋白合成阻害	蛋白合成阻害	蛋白合成阻害
抗菌作用		殺菌的	殺菌的	殺菌的	静菌的	静菌的	殺菌的
TDM		必要	必要	不要	不要	不要	必要
腎障害時の用量調節		必要	必要	必要	不要	不要	必要
組織移行性	皮膚軟部組織	△	△	○	○	○	△
	骨	×	×	○	○	○	×
	中枢神経	×	×	×	○	○	×
	肺	△	△	×	○	○	×
主な副作用		腎障害	腎障害	骨格筋障害	骨髄抑制	骨髄抑制	腎障害
		第Ⅷ脳神経障害	第Ⅷ脳神経障害	好酸球性肺炎	セロトニン症候群	セロトニン症候群	第Ⅷ脳神経障害
		VFS	VFS				

VFS：Vancomycin flushing syndrome

れ，臨床現場で使用可能な薬剤は，グリコペプチド系薬であるバンコマイシンおよびテイコプラニン，環状リポペプチド系薬であるダプトマイシン，オキサゾリジノン系薬であるリネゾリドおよびテジゾリド，そしてアミノ配当体系薬であるアルベカシンの，それぞれ異なる4系統6薬剤がある．各抗MRSA薬の特徴を表1にまとめた．以下に，それぞれの抗MRSAの特徴について概説する．なお，本邦では抗MRSA薬としては承認されていない薬剤の中でも，リファンピシンやスルファメトキサゾール／トリメトプリム，クリンダマイシン，ミノサイクリンなどの薬剤は抗MRSA活性を有するが，MRSAの種類によっては非感性のことも多く，抗MRSA薬の補助薬としての位置づけに留まっているため，本稿では抗MRSA薬を中心に扱うこととする．

1．グリコペプチド系薬(バンコマイシン・テイコプラニン)

構造内に糖（グリコ）とペプチド結合を含む抗菌薬で，細菌の細胞壁合成を阻害し，時間依存性の殺菌効果を示す[4]．MRSAだけでなく，肺炎球菌や腸球菌など，グラム陽性球菌に広く活性を示すが，分子量が大きいため，グラム陰性菌の有する外膜は通過できず，標的とする細胞壁前駆体に到達できないため，グラム陰性菌には抗菌活性を示さない．また，分子量の大きさに加え，水溶性が

極めて高いことから，本質的に消化管の脂質膜を透過できず，通常腸管粘膜からは吸収されない．この特徴から，バンコマイシン内服薬は通常のMRSA感染症に用いることはできないが，腸管内感染症である *Clostridioides difficile* infection (CDI)の治療に対し用いられる．

グリコペプチド系薬の十分な治療効果を得るためには，一定以上の血中濃度が必要であり，初期投与においては早期に有効な血中濃度域に到達させるため負荷投与を行う．一方，代表的な副作用である腎障害および聴覚障害(第Ⅷ脳神経障害)も濃度依存的に発現しやすくなるため，投与中は薬物血中濃度モニタリング(therapeutic drug monitoring：TDM)を行い，血中濃度を安全域，すなわち抗菌作用を得るための有効血中濃度と，毒性が発症する中毒濃度の間に保つ必要がある．その他，有名な副作用として，投与速度に起因したヒスタミンの遊離反応であるVancomycin flushing syndrome(VFS)(以前は顔面や頸部に紅潮を生じることから「レッドマン症候群」や「レッドネック症候群」と呼ばれていた)があり，重篤な場合血圧低下をきたしショック状態となることがあるので，発生を回避するため緩徐に投与を行う必要がある．

(1) バンコマイシン

1956年にボルネオ島の土壌中から採取した放

線菌 Amycolatopsis orientalis から単離された天然の抗生物質であり，「打ち勝つ・征服する」を意味する英語 vanquish に因んで命名された[5]．もっとも古い抗 MRSA 薬で，世界中で長期にわたり多くの患者に使用されてきた歴史があり，その豊富な使用経験から現在でも敗血症や肺炎，皮膚軟部組織感染症，髄膜炎など各種 MRSA 感染症に対し第一選択薬として用いられている．

　上記の通り，初期投与においては負荷投与が必要であり，腎機能によらず 25〜30 mg/kg が推奨されている[6]．維持量は腎機能に応じて調整が必要であるが，腎機能正常者では 1 回 15〜20 mg/kg，12 時間おきに投与が推奨される．その後は TDM による投与量の調整が必要である．なお，上記 VFS 発生を回避するため，最低でも 1 g あたり 1 時間以上かけ（1 g 以上投与する場合は 500 mg あたり 30 分以上を目安に延長する）ゆっくりと点滴投与することが推奨されている[6]．

　バンコマイシンの臨床および細菌学的効果の予測指標は AUC（血中濃度時間曲線下面積）/MIC（最小発育阻止濃度）であるが，算出方法が煩雑であるため，実臨床の場では長らく，定常状態時の最低血中薬物濃度であるトラフ値が代替指標として用いられてきた．しかし，近年行われたシステマティック・レビューおよびメタ・アナリシスによって，高い臨床効果の得られるトラフ値≧15 μg/mL では，同時に腎障害のリスクとなることが証明され，有効性と安全性を同時に担保する目標トラフ濃度の設定は不可能であることが明らかとなった[7]．一方，AUC/MIC を指標とした場合，臨床効果が得られるのは 400 以上であり，600 以上は腎障害のリスクであることが示されており，現在では AUC/MIC が 400〜600 となるよう TDM 解析行うことが推奨されている[6]．特に，eGFR＜30 mL/分/1.73 m^2 の腎機能低下例や，タゾバクタム・ピペラシリン併用例，利尿薬投与例，ICU 入院例は急性腎不全のリスクであり[8)9]，AUC/MIC に基づいた投与設計が必須となる．

　AUC の解析には，日本化学療法学会が公開しているバンコマイシン TDM ソフトウェア，PAT（Practical AUC-guided TDM for vancomycin）を用いることができる[10]．採血については，1 ポイントでも AUC を求めることは可能であるが，トラフ値・ピーク値の 2 ポイント採血のほうが精度が高いため，重症・複雑性の MRSA 感染症や，上記急性腎不全のリスクを有する場合は，2 ポイント採血が推奨されている[6]．トラフ値は投与 30 分前以前，ピーク値は組織分布が完了した投与終了後 1〜2 時間の時点で採血を行うが，バンコマイシンの投与終了時点と採血の正確な時間がわかれば，上記以外のタイミングでの血中濃度から TDM 解析を行うことも可能である．初回 TDM は，腎機能正常者では血中濃度が定常状態に達していると想定される 4〜5 回目投与直前に行うことが推奨されているが，重症感染症で上記ソフトウェアを使用し，治療開始早期の薬物動態を評価したい場合は 3 回目投与前後に行うこともできる．なお，MIC については，多くの MRSA 株が示す，バンコマイシンの MIC＝1 μg/mL を用いる[6]．

(2) テイコプラニン

　バンコマイシンと同じグリコペプチド系薬であるテイコプラニンの名は，1970 年代初めにインドのニモディ村で採取された土壌中に生息する Actinoplanes teichomyceticus から単離されたことに由来する．複数のメタ・アナリシスで MRSA を含むグラム陽性球菌感染症に対しバンコマイシンと同等の治療効果を有することが認められており[11]，一方でバンコマイシンと比較し腎障害や VFS といった副作用が出現しにくいことが報告されている[11]．バンコマイシンと比べ脂溶性が高く，分布容積が大きいため，良好な組織移行が期待されるが，髄液への移行は不良である[12]．一方，血漿タンパク結合率が高いため血中濃度が上がりにくいという特徴がある．本邦における保険適用は MRSA 感染症のみである．

　バンコマイシン同様，臨床および細菌学的効果の予測指標は AUC/MIC であるが，バンコマイシ

ンと異なり AUC 解析を行うためのソフトウェアはほとんど普及しておらず，実臨床で評価することは困難である．また，臨床効果の期待できるトラフ値 15～30 μg/mL や，重症感染症症例で考慮されるトラフ値 20～40 μg/mL における腎障害・肝障害など副作用の発現率は，トラフ値＜15 μg/mL における発現率と比べ有意差を認めなかったことから，代替指標としてトラフ値が用いられている[6]．

負荷投与については，添付文書に記載されている．初日に 1 回 400 mg・1 日 2 回投与では不十分であることが多い．トラフ値 15～30 μg/mL を達成するためには，1 回 10 mg/kg を 12 時間おきに 5 回投与する高容量負荷投与が必要となり，トラフ値 20～40 μg/mL を目標とした場合は 1 回 12 mg/kg を 5 回投与する強化負荷投与が必要となる[13]．

2．環状リポペプチド系薬（ダプトマイシン）

2011 年に臨床使用が始まった，比較的新しい抗 MRSA 薬である．放線菌の一種である *Streptomyces roseosporus* 株の発酵産物に由来する．ダプトマイシンの抗微生物作用はいまだ十分に解明されていないが，筒状のミセルを形成してグラム陽性球菌の細胞膜を貫通し，菌体内の K⁺イオンなどを菌体外に濾出させ，膜電位の急速な脱分極を引き起こすことで DNA，RNA およびタンパク質合成を阻害することで細胞機能不全を引き起こして細胞を死滅させるという機序が想定されている[14]．黄色ブドウ球菌に対し，バンコマイシンと比べ非常に短時間で殺菌効果を発揮し[15]，バイオフィルム透過性を有するためバイオフィルムを形成した菌に対しても殺菌効果を示す[14]．本薬は MRSA だけでなく，腸球菌など他のグラム陽性菌にも幅広く活性を有するが，本薬の本邦における保険適用は MRSA のみである．また，*Corynebacterium striatum* については，ダプトマイシンに対する耐性を急性に獲得することが報告されており注意が必要である[16]．

本薬は皮膚や骨への組織移行が良好であり，敗血症のほか，皮膚・軟部組織感染症に対して優れた臨床効果および微生物学的効果を示すが，中枢移行性は悪く，有効性に関する検討は非常に限定的であるため，中枢神経感染症の治療には原則用いることはできない[17]．また，本薬は肺サーファクタントと結合し不活化する性質があるため，肺炎に対する効果は乏しく使用できない[18]．同様の理由で，本薬は右心系感染性心内膜炎に対し優れた治療効果を示す一方で左心系感染性心内膜炎に対する保険適用をもたないが，実際には左心系感染性心内膜炎にも用いられており，その臨床効果が報告されている[19]．

本薬は注射剤のみである．投与量は 4～6 mg/kg/日が保険適用量であるが，感染性心内膜炎や骨髄炎では 8～10 mg/kg/日での投与を考慮する．ダプトマイシンは肺腎排泄型の薬剤であり，中等度までの腎機能障害患者では用量調整は不要であるが，eGFR＜30 mL/min/1.73 m²の高度の腎障害患者では隔日投与を行う．TDM は通常行われない．副作用としては，骨格筋に対し影響するため，治療中には週に一回程度の CPK のモニタリングが推奨されるほか，長期に投与した場合肺サーファクタントと結合したダプトマイシンが肺胞腔に蓄積し，好酸球性肺炎を引き起こすことがあるため注意が必要である．

3．オキサゾリジノン系薬（リネゾリド，テジゾリド）

オキサゾリジノン系薬は，人工的に合成された合成抗菌薬で，細菌の 50S リボソームの 23S rRNA に結合してタンパク合成過程の開始段階に作用することにより，タンパク合成を阻害することで抗菌作用を示す．抗 MRSA 薬の中では唯一静菌的に作用するため，菌血症や感染性心内膜炎などへの治療効果は，バンコマイシンやダプトマイシンに対して劣る可能性があるとされてきたが，近年，リネゾリドの MRSA 菌血症に対する治療効果は，これら 2 薬と比較し非劣性であることが示されつつある[20]．

本薬も，MRSA だけでなく，腸球菌など他のグ

ラム陽性菌にも幅広く活性を有する．また，本薬は組織移行性に優れており，肺や皮膚軟部組織，骨，髄液など，バンコマイシンの移行性が十分でないと考えられる部位の感染にも効果が期待できる．一方，体内においてリネゾリドは非酵素的化学酸化により，テジゾリドは肝の硫酸転移酵素によりそれぞれ代謝を受けることによって非活性代謝物がそれぞれ尿中または糞便中に排泄されるため[21)22)]，尿路系感染症に対して通常オキサゾリジノン系薬は選択できない．

リネゾリド・テジゾリドともに注射薬と経口薬があるが，静脈内投与との比較における経口投与での生物学的利用率はほぼ100%であるため，注射から経口への切り替えが可能であり，外来治療が可能である．一方，特徴的な副作用として骨髄抑制があり，2週間以上長期に投与する場合は，血小板減少や貧血などに注意が必要である．また，モノアミン酸化酵素(MAO)阻害作用を有するため，MAO阻害に起因するセロトニン濃度上昇から錯乱，せん妄，情緒不安，振戦，潮紅，発汗，超高熱などを引き起こすセロトニン症候群を惹起する可能性があり，特にSSRIなどのセロトニン系の抗うつ薬と併用するとそのリスクが増大するため注意が必要である[23)]．

(1) リネゾリド

リネゾリドは抗MRSA薬であるが，MRSA感染症だけでなく，バンコマイシン耐性腸球菌(VRE)感染症にも保険適用を有する．本邦では，本薬剤とキヌプリスチン・ダルホプリスチンだけが，抗VRE薬として承認されている．

適応症は肺炎および皮膚軟部組織感染症であり，特にMRSA肺炎においては，バンコマイシンに対しより高い臨床効果が示されており，第一選択薬として用いられる[24)25)]．また，髄膜炎に対してもリネゾリドの臨床効果を示した報告が増加しており，リネゾリドはMRSA髄膜炎の治療選択薬となりうる[17)]．一方，上記のように静菌的に作用するため，菌血症に用いる場合は，深部組織や肺などバンコマイシンの移行性が十分でないと考

えられる部位に感染巣を形成している菌血症例や，感染性心内膜炎以外の，非複雑性のMRSA菌血症患者に対し投与を考慮する[25)]．

投与方法は点滴・内服ともに600 mg/回，12時間おきで，TDMは行われず，腎機能に応じた用量調整も原則不要だが，腎機能障害患者では腎機能正常患者に比べ，有意に血小板減少の副作用の出現頻度の高いことが報告されており注意が必要である．

(2) テジゾリド

MRSAによる皮膚軟部組織感染症のみに適用を有する第2世代のオキサゾリジノン系である．リネゾリドと同様，細菌の50Sリボソームの23S rRNAに結合してタンパク合成を阻害するが，結合箇所がリネゾリドよりも多いため，耐性菌が出現しにくいとされている．

プロドラッグであるテジゾリドリン酸エステルは投与後体内で急速に脱リン酸化され，95%以上が抗菌活性を有するテジゾリドに変換され作用する．テジゾリドのタンパク結合率はリネゾリドに比べ高く，皮下脂肪組織や骨格筋組織などへの組織移行性は良好である[25)]．

テジゾリドは，副作用として骨髄抑制による血小板減少症やセロトニン症候群の発現頻度がリネゾリドに比べ低く，比較的安全に使用できる．投与方法は点滴・内服ともに200 mg/回，リネゾリドより半減期が長く24時間おきでの投与が可能である．リネゾリドと同様，TDMは行われず，腎機能に応じた用量調整も原則不要である．

4．アミノ配当体系薬(アルベカシン)

アミノ配当体系薬であるアルベカシンは，本邦で最初に上市された抗MRSA薬である．本邦で開発された合成抗菌薬で，欧米では使用されていないため臨床効果に関するデータが他剤に比べ不足している．

アルベカシンは細菌の30Sリボソームの16S rRNAに結合し，タンパク合成を阻害することで殺菌的に作用する．アミノ配当体系薬の特徴である，グラム陰性菌に対する高い感受性を本薬も有

表 2. 疾患別の抗 MRSA 薬の使い分け

疾患	第一選択薬					第二選択薬	
菌血症	ダプトマイシン	バンコマイシン	リネゾリド			テイコプラニン	アルベカシン
感染性心内膜炎	ダプトマイシン	バンコマイシン				リネゾリド	テイコプラニン
皮膚軟部組織感染症	バンコマイシン	リネゾリド	テジゾリド	ダプトマイシン		テイコプラニン	アルベカシン
骨・関節感染症	バンコマイシン	ダプトマイシン	リネゾリド	テジゾリド	テイコプラニン		
中枢神経系感染症	バンコマイシン	リネゾリド				ダプトマイシン	
肺炎	リネゾリド	バンコマイシン	テイコプラニン			アルベカシン	
慢性気道感染の二次感染	テイコプラニン						

するが，適応菌種は MRSA のみである．水溶性薬剤であり，胸水や腹水・心嚢液・滑膜液への移行は良好であるが，髄液・骨への移行は悪い．

主な副作用としては，他のアミノ配当体系薬と同様，腎障害および第Ⅷ脳神経障害があり，これらは最低血中濃度に依存する形で発現リスクが上昇する．一方，本薬の治療効果は最高血中濃度と相関するため，投与中は TDM を行い，投与前のトラフ値は $2\,\mu\text{g/mL}$ 未満に，かつ投与開始から 1 時間後のピーク値は $15\,\mu\text{g/mL}$ 以上となるように用量調整が必要である[25]．腎機能正常者における重症感染症では，この目標濃度を達成するためには $300\ \text{mg/}$回$(5.5\sim6.0\ \text{mg/kg/}$回$)$，1 日 1 回の投与が必要とされている[25]．

疾患別の抗 MRSA 薬の使い分け

表 2 に，疾患別の抗 MRSA 薬の使い分けについてまとめた．多くの使用経験に裏づけられた実績と信頼性から，多くの MRSA 感染症においてバンコマイシンが第一選択薬として用いられることが多く，バンコマイシンが無効もしくはアレルギーなどの問題で使用できない場合に他剤が検討されることが多い．

以下に，各疾患別の抗 MRSA 薬の使い分けについて概説する．

1．菌血症・感染性心内膜炎

MRSA 感染症のうち特に重篤で死亡率が高く，早期に適切な治療が求められる菌血症や感染性心内膜炎についても，バンコマイシンは第一選択薬に位置づけられているが，その殺菌効果はβラクタム系薬に劣るものとされており，実際にメチシ

リン感性黄色ブドウ球菌（MSSA）菌血症の治療においてはβラクタム系薬と比べ治療成績が劣ることが報告されている[26)27)]．一方，ダプトマイシンは殺菌性に優れ，臨床試験においても MRSA 菌血症および感染性心内膜炎に対する有効性においてバンコマイシンに対し非劣性が示されており[28)]，特に起因菌のバンコマイシンの MIC が >1 $\mu\text{g/mL}$ の場合においては，バンコマイシンより高い有効性を示す報告がなされていることから[29)]，菌血症および感染性心内膜炎について，国内外のガイドライン上でバンコマイシンより強い推奨レベルを獲得している[25)]．また，人工弁感染性心内膜炎においては，バンコマイシンにゲンタマイシンやリファンピシンを併用した，2〜3 剤の併用療法が考慮される．

2．皮膚軟部組織感染症

皮膚軟部組織感染症のうち，潜在性の感染症の治療は，一般的にムピロシンなどの抗菌薬の外用で十分であることが多いが，創傷や潰瘍の二次感染を含む深在性の感染症に対しては抗菌薬の全身投与が考慮される．抗 MRSA 薬としては，バンコマイシンに加え，皮膚軟部組織への移行のよいリネゾリドやテジゾリド，ダプトマイシンが第一選択薬となるが，皮膚軟部組織感染症の治療は，膿瘍がある場合の切開・排膿，ドレナージや，壊死組織のデブリドマンなど，外科的処置が前提であることに留意する．

3．骨・関節感染症

MRSA による骨・関節感染症に対しては，その豊富な使用経験から，バンコマイシンがもっとも一般的に使用されるが，近年，ダプトマイシンの

有効性を示す報告が相次いでいる[30]．また，リネゾリド・テジゾリドが属するオキサゾリジノン系薬は，その高い組織移行性に加え，抗MRSA薬の中で唯一経口投与可能であり，MRSA骨髄炎の治療における利点を備えている一方，投与開始後比較的早期に血小板減少を中心とした副作用が生じやすいため，長期投与を前提とする骨髄炎の治療においては不利な性質も同時に内包する[25]．このように，各抗MRSA薬の骨関節感染症の治療成績の優劣に関しては，決定的なエビデンスが不足しているため，今後さらなる検討が必要である．なお，骨・関節感染症においても，抗菌薬のみでは治療が困難となることが多く，腐骨の除去をはじめとした外科的処置が前提となる．

4．中枢神経感染症

MRSAは通常，髄膜炎などの中枢神経感染症の原因となることは稀であるが，頭部外傷や脳外科手術後の髄膜炎や，MRSA菌血症に続発した髄膜炎・膿瘍など，院内発生の中枢神経感染症の場合起因菌となりうる．抗MRSA薬の中で，髄膜炎に対し保険適用となるものはバンコマイシンのみであり，第一選択薬として用いられるが，これはバンコマイシンの使用経験の豊富さと，他薬の臨床的検討の不足によるものであり，実際にバンコマイシンの中枢移行性は，非髄膜炎において約1%，髄膜炎において約5%と乏しい．そのため，リファンピシンの併用投与が検討される場合がある[25]．用法としては，腎機能正常の場合，1回2gを超えない範囲で，15〜20 mg/kg/回を8〜12時間おきに投与する．

リネゾリドは静菌性に作用するため，本来髄膜炎の治療には向かないとされてきたが，髄液移行率は70%程度と優れており[31]，実際，前述のように髄膜炎に対するリネゾリドの臨床効果を示した報告が増加しているため，リネゾリドはMRSA髄膜炎治療の選択肢となりうる[17]．用法としては，他の感染症に使用する際と同様，600 mg/回を12時間おきに投与する．

ダプトマイシンは殺菌性に作用するものの，髄液移行率は0.45〜11.5%と乏しい[32]．しかしながら，MRSA髄膜炎治療における成功例が報告されており[33]，また，近年の研究で，高用量ダプトマイシン（8〜12 mg/kg/日）は治療に必要な髄液中濃度を達成でき，より良好な治療効果が得られることが示されている[32]．細菌性髄膜炎に対するダプトマイシン投与の是非については，さらなる検討が必要であるものの，バンコマイシンやリネゾリドによる治療失敗例や，これら薬剤が使用不能な例においては投与を検討してもよいかもしれない．

5．肺炎・気道感染症

MRSAは，院内肺炎患者の呼吸器検体から分離される頻度がもっとも高い菌であるが，MRSAは入院患者の上下気道に容易に定着するため，呼吸器検体からの分離同定のみからMRSAによる肺炎や気道感染の診断を行うことは不可能である．実際に，MRSAが呼吸器検体から分離された人工呼吸器関連肺炎患者の後方視的検討で，抗MRSA薬を投与した群が投与しなかった群に比べ予後が悪かったとの報告がある[34]．そのため，MRSAによる呼吸器感染症の診断は慎重に行う必要がある．

MRSA肺炎の明らかな症例については，使用経験の豊富なバンコマイシンおよび臨床試験においてバンコマイシンと同等の治療効果を示しているリネゾリドいずれかを第一選択薬として用いる[35)36]．前述の通り，肺サーファクタントと結合し不活化するダプトマイシンは肺炎に用いることはできない．また，気道感染症においてはテイコプラニンが唯一保険適用を有しているが，実際の有効性についてはエビデンスが乏しく，他薬との有効性の比較など，今後の検討が必要である．

おわりに

主要な抗MRSA薬と，そのMRSA感染症における使い分けについて概説した．限られた種類とはいえ抗MRSA薬それぞれは大きく異なった特徴および投与法を有しており，これに基づいて，患者毎・疾患毎に最適な薬を選択する必要がある．一方，バンコマイシン以外の抗MRSA薬につ

いては，特に骨・関節感染症や中枢神経感染症に
おけるエビデンスが不足しており，治療効果の比
較や疾患毎の最適な投与法など，様々な点からの
検討が今後の課題である．

文　献

1) WHO. Media Centre. WHO publishes list of bacteria for which new antibiotics are urgently needed.[Internet]. 2017 [cited 2024 Aug 1]. Available from：https://www.who.int/en/news-room/detail/27-02-2017-who-publishes-list-of-bacteria-for-which-new-antibiotics-are-urgently-needed

2) Tsuzuki S, Matsunaga N, Yahara K, et al：National trend of blood-stream infection attributable deaths caused by *Staphylococcus aureus* and *Escherichia coli* in Japan. J Infect Chemother, **26**：367-371, 2020.

3) Japan Nosocomial Infections Surveillance (Janis). Annual Open Report 2022(All Facilities)number of patients and isolation rate of specific AMR bacteria [Internet].[cited 2024 Aug 2]. Available from：https://janis.mhlw.go.jp/english/report/index.html

4) Asseray N, Jacqueline C, Le Mabecque V, et al：Activity of glycopeptides against *Staphylococcus aureus infection* in a rabbit endocarditis model：MICs do not predict in vivo efficacy. Antimicrob Agents Chemother, **49**：857-859, 2005.

5) Yim G, Thaker MN, Koteva K, et al：Glycopeptide antibiotic biosynthesis. J Antibiot(Tokyo), **67**：31-41, 2014.

6) 日本化学療法学会／日本 TDM 学会：抗菌薬 TDM 臨床実践ガイドライン 2022. 日化療会誌, **70**：1-72, 2020.
　Summary　バンコマイシンやテイコプラニン，アルベカシンを含む，抗菌薬の TDM 実践方法がまとめられている．

7) Tsutsuura M, Moriyama H, Kojima N, et al：The monitoring of vancomycin：a systematic review and meta-analyses of area under the concentration-time curve-guided dosing and trough-guided dosing. BMC Infect Dis, **21**：153, 2021.

8) Hashimoto N, Kimura T, Hamada Y, et al：Candidates for area under the concentration-time curve(AUC)-guided dosing and risk reduction based on analyses of risk factors associated with nephrotoxicity in vancomycin-treated patients. J Glob Antimicrob Resist, **27**：12-19, 2021.

9) Luther MK, Timbrook TT, Caffrey AR, et al：Vancomycin Plus Piperacillin-Tazobactam and Acute Kidney Injury in Adults：A Systematic Review and Meta-Analysis. Crit Care Med, **46**：12-20, 2018.

10) 日本化学療法学会. バンコマイシン TDM ソフトウェア PAT：Practical AUC-guided TDM for vancomycin　AUC-guided dosing & monitoring [Internet]. 2022 [cited 2024 Aug 6]. Available from：https://www.chemotherapy.or.jp/modules/guideline/index.php?content_id=78

11) Svetitsky S, Leibovici L, Paul M：Comparative efficacy and safety of vancomycin versus teicoplanin：systematic review and meta-analysis. Antimicrob Agents Chemother, **53**：4069-4079, 2009.

12) Wilson AP：Clinical Pharmacokinetics of Teicoplanin. Clin Pharmacokinet, **39**：167-183, 2000.

13) 森本景子：薬物血中濃度モニタリング(TDM：Therapeutic Drug Monitoring)グリコペプチド系：VCM, TEIC. 臨床と微生物, **50**：629-633, 2023.

14) Heidary M, Khosravi AD, Khoshnood S, et al：Daptomycin. J Antimicrob Chemother, **73**：1-11, 2018.

15) Flandrois JP, Fardel G, Carret G：Early stages of in vitro killing curve of LY146032 and vancomycin for *Staphylococcus aureus*. Antimicrob Agents Chemother, **32**：454-457, 1988.

16) Mitchell KF, McElvania E, Wallace MA, et al：Evaluating the Rapid Emergence of Daptomycin Resistance in Corynebacterium：a Multicenter Study. J Clin Microbiol, **59**：e02052-20, 2021.

17) 日本神経学会：細菌性髄膜炎診療ガイドライン 2014 [Internet]. [cited 2023 Sep 11]. Available from：https://www.neurology-jp.org/guidelinem/zuimaku_2014.html
　Summary　抗菌薬の選択や投与方法を含む，細菌性髄膜炎の治療方法がまとめられている．

18) Pertel PE, Bernardo P, Fogarty C, et al：Effects of prior effective therapy on the effi-

cacy of daptomycin and ceftriaxone for the treatment of community-acquired pneumonia. Clin Infect Dis, **46**：1142-1151, 2008.

19) Guleri A, Utili R, Dohmen P, et al：Daptomycin for the Treatment of Infective Endocarditis：Results from European Cubicin® Outcomes Registry and Experience(EU-CORE). Infect Dis Ther, **4**：283-296, 2015.

20) Kawasuji H, Nagaoka K, Tsuji Y, et al：Effectiveness and Safety of Linezolid Versus Vancomycin, Teicoplanin, or Daptomycin against Methicillin-Resistant *Staphylococcus aureus* Bacteremia：A Systematic Review and Meta-Analysis. Antibiotics(Basel), **12**：697, 2023.

21) Brier ME, Stalker DJ, Aronoff GR, et al：Pharmacokinetics of linezolid in subjects with renal dysfunction. Antimicrob Agents Chemother, **47**：2775-2780, 2003.

22) Ong V, Flanagan S, Fang E, et al：Absorption, distribution, metabolism, and excretion of the novel antibacterial prodrug tedizolid phosphate. Drug Metab Dispos, **42**：1275-1284, 2014.

23) Gatti M, Raschi E, De Ponti F：Serotonin syndrome by drug interactions with linezolid：clues from pharmacovigilance-pharmacokinetic/pharmacodynamic analysis. Eur J Clin Pharmacol, **77**：233-239, 2021.

24) Wunderink RG, Niederman MS, Kollef MH, et al：Linezolid in methicillin-resistant *Staphylococcus aureus* nosocomial pneumonia：a randomized, controlled study. Clin Infect Dis, **54**：621-629, 2012.

25) 日本化学療法学会・日本感染症学会　MRSA 感染症の診療ガイドライン作成委員会：MRSA 感染症の診療ガイドライン 2024. 日化療会誌, **72**：252-321, 2024.
Summary　抗 MRSA 薬の選択や投与方法を含む, MRSA 感染症の治療方法がまとめられている.

26) Wong D, Wong T, Romney M, et al：Comparative effectiveness of β-lactam versus vancomycin empiric therapy in patients with methicillin-susceptible *Staphylococcus aureus* (MSSA)bacteremia. Ann Clin Microbiol Antimicrob, **15**：27, 2016.

27) Kim SH, Kim KH, Kim HB, et al：Outcome of vancomycin treatment in patients with methi-cillin-susceptible *Staphylococcus aureus* bacteremia. Antimicrob Agents Chemother, **52**：192-127, 2008.

28) Fowler VG, Boucher HW, Corey GR, et al：Daptomycin versus standard therapy for bacteremia and endocarditis caused by *Staphylococcus aureus*. N Engl J Med, **355**：653-665, 2006.

29) Moore CL, Osaki-Kiyan P, Haque NZ, et al：Daptomycin versus vancomycin for bloodstream infections due to methicillin-resistant *Staphylococcus aureus* with a high vancomycin minimum inhibitory concentration：a case-control study. Clin Infect Dis, **54**：51-58, 2012.

30) Liang SY, Khair HN, McDonald JR, et al：Daptomycin versus vancomycin for osteoarticular infections due to methicillin-resistant *Staphylococcus aureus*(MRSA)：a nested case-control study. Eur J Clin Microbiol Infect Dis, **33**：659-664, 2014.

31) Myrianthefs P, Markantonis SL, Vlachos K, et al：Serum and cerebrospinal fluid concentrations of linezolid in neurosurgical patients. Antimicrob Agents Chemother, **50**：3971-3976, 2006.

32) Jaber RH, Beahm NP：Daptomycin for the treatment of acute bacterial meningitis：A narrative review. Int J Antimicrob Agents, **61**：106770, 2023.

33) Lee DH, Palermo B, Chowdhury M：Successful treatment of methicillin-resistant *Staphylococcus aureus* meningitis with daptomycin. Clin Infect Dis, **47**：588-590, 2008.

34) Sakaguchi M, Shime N, Fujita N, et al：Current problems in the diagnosis and treatment of hospital-acquired methicillin-resistant *Staphylococcus aureus* pneumonia. J Anesth, **22**：125-130, 2008.

35) Purrello SM, Garau J, Giamarellos E, et al：Methicillin-resistant *Staphylococcus aureus* infections：A review of the currently available treatment options. J Glob Antimicrob Resist, **7**：178-186, 2016.

36) Wunderink RG, Niederman MS, Kollef MH, et al：Linezolid in methicillin-resistant *Staphylococcus aureus* nosocomial pneumonia：a randomized, controlled study. Clin Infect Dis, **54**：621-629, 2012.

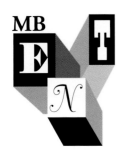

◆特集・手元に1冊！ 抗菌薬の適正使用ガイド

抗酸菌感染症

水野友貴[*1] 遠藤史郎[*2]

Abstract 日本において結核罹患率は緩やかに低下しているが，海外からの留学生の影響もあり，その疫学的状況は変化しつつあるのが現状である．頭頸部領域で問題となる結核として，結核性リンパ節炎・咽頭/喉頭結核・結核性中耳炎・副鼻腔結核が挙げられる．結核性リンパ節炎は，結核初感染時に続発することが多い一方で，残りの疾患は初感染からある程度時間が経過した段階で原発巣から進展することで発症することが多い．いずれも慢性経過で出現し，臨床像のみからは他の細菌感染症などと鑑別することは困難である．結核による病態であることを証明するためには，培養検査による結核菌の検出が重要となり，培養検査は投薬内容決定に影響する薬剤感受性試験の観点からも重要となる．また，これらの疾患には空気感染対策が必要な肺結核や咽頭/喉頭結核の合併例もあるため，状況に応じて適切な感染対策を行いながら診療を行う必要がある．

Key words 結核(tuberculosis)，潜在性結核感染症(latent tuberculosis infection)，非結核性抗酸菌症(nontuberculous mycobacteria)

　抗酸菌とは，細菌の染色工程で塩酸アルコールによって脱色されない(抗酸性を示す)細菌の総称であり，狭義では *Mycobacterium* 属菌のことを指す．*Mycobacterium* 属に属する細菌には，*Mycobacterium tuberculosis*，*Mycobacterium leprae*，nontuberculous mycobacteria(NTM)が含まれており，本稿では *M. tuberculosis* と NTM が引き起こす頭頸部の感染症について概説する．

結核

1．世界と日本における結核感染症の現状

　世界では，結核による年間死者数は10万人あたり14人と第16位の死因である[1]．

　日本ではかつて国民病と呼ばれ，結核罹患者数10万人対10人を超える結核高蔓延国で，高齢者で特に罹患者が多い状況であったが，種々の対策で罹患率は減少傾向にあり，2022年時点の結核罹患者数は10万人対8.2人と低蔓延国の基準である10万人対罹患者10人以下を達成できている．しかし，他の先進国と比較するとその罹患率は依然として高く，決して稀ではない疾患である[2]．

　最新の統計によると，結核感染症の新規報告例は，日本全国の高齢者集団と都市部における社会的困難を抱えた集団に偏在しており，特に若年層では外国生まれ結核患者割合が70％を超えている，と報告されている[3]．近年，東南アジアから日本へ入国する技能実習生は増加傾向にある社会背景からも，結核は「以前結核に曝露されたことのある高齢者が発症する疾患」であるのみならず，特に東南アジアからの「外国生まれの若年者が発症する疾患」という側面も意識して診療をするべき疾患となりつつある．

2．結核菌感染における免疫応答(図1)

　結核は基本的に気道を経て感染する．結核菌の

[*1] Mizuno Tomoki, 〒983-8512 宮城県仙台市宮城野区福室1-12-1 東北医科薬科大学病院感染症内科／感染制御部，専攻医
[*2] Endo Shiro，東北医科薬科大学感染症学，教授

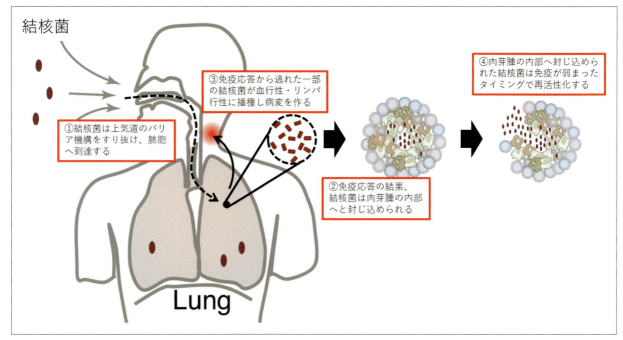

図 1. 結核菌に感染した際の免疫応答
(Drug Discov Today, 22(8):1250-1257, 2017. より一部改変)

感染経路については後述するが，飛沫核(droplet nuclei)に含まれるごく少量の結核菌が上気道のバリアをすり抜け肺胞へ到達し，感染を引き起こす．この最初に感染を引き起こす部位では好中球と肺胞マクロファージが結核菌を貪食するが，一部の結核菌は殺菌されることなく増殖を繰り返し，初感染原発巣を形成する．

一方で，マクロファージは侵入した結核菌を貪食しTリンパ球へ抗原提示を行い，種々のサイトカインにより宿主側の免疫も成立する．宿主側の免疫応答は，結核菌に対する肉芽組織を形成し，結核菌はこの組織内に閉じ込められ空気を遮断されるため，増殖せずpersister(休眠状態)として体内に残り続けることになる[4)5)]．

このようなメカニズムを経て結核菌は人へ感染を成立させるが，結核に感染した患者の90%は前述の免疫応答を維持したまま発病することはない．しかし，一部の患者では，加齢や免疫抑制薬などの何らかの要因で免疫応答が弱まったタイミングで結核を発症する．

頭頸部における結核感染症で問題となることが多いのは，結核性リンパ節炎・咽頭/喉頭結核・中耳結核・副鼻腔結核だが，これらの疾患ももれなくこのメカニズムを経て発症する疾患である．結核性リンパ節炎は初感染原発巣形成時の免疫応答が成立する前にリンパ節へ移行した結核菌が引き起こすとされている一方で，咽頭/喉頭結核・中耳結核・副鼻腔結核は初感染原発巣からの進展で引き起こすとされている．

3．頭頸部結核の病態・臨床像

頭頸部において問題となる結核感染症について表1に示す．

1）結核性リンパ節炎

結核性リンパ節炎は，肺外結核の中で，結核性胸膜炎に次いで多い疾患である[2)]．症状としては，孤立性の無痛性リンパ節腫脹が慢性経過(発症から受診に至るまで2か月)で出現するのが特徴的である[6)]．病態としては，結核初感染時に続発し，免疫応答が成立する前に血行性もしくはリンパ行性に感染巣を作るとされている．結核菌が移行する先のリンパ節は，肺の所属リンパ節やその近傍であるため，結核性リンパ節炎の60%が前頸部に発生し，片側性の前頸三角もしくは後頸三角の腫瘤が主訴となる[6)]．

表 1. 頭頸部結核感染症の臨床像

	結核性リンパ節炎	咽頭/喉頭結核	結核性中耳炎	副鼻腔結核
頻度の高い患者背景	若年女性 東南アジアからの渡航者	喫煙 アルコール るいそう 免疫不全	20〜30代で女性に多い	免疫不全をきたす背景疾患をもたない広い年齢層で報告例あり
症状	慢性経過で出現する孤立性の無痛性リンパ節腫脹	嗄声・咽頭痛・咳嗽・咽頭違和感	難聴・耳漏・耳鳴・耳閉感	片側性の鼻閉・膿性鼻汁・鼻出血・頭痛・頭重感・頰部痛
鑑別疾患	悪性腫瘍 非結核性抗酸菌症 真菌感染症 サルコイドーシス	悪性腫瘍	外耳炎 慢性中耳炎 中耳真珠腫	細菌性/真菌性副鼻腔炎
感染性の有無	単独では空気感染しない	単独で空気感染する	肺結核・咽頭/喉頭結核合併例で空気感染に注意	

結核蔓延国である東南アジアからの持ち込み例（成人・留学生が多い）が頸部腫瘤を主訴に医療機関を受診し，結核性リンパ節炎の診断に至る症例が散見される[7]．今後も技能実習制度などを利用した日本への入国者数は増えることが予想されるため，「若年の外国人が訴える慢性経過で出現した頸部腫瘤」というプレゼンテーションでは結核を鑑別に挙げる必要があるだろう．

慢性経過で出現するリンパ節腫脹の鑑別としては，悪性腫瘍・非結核性抗酸菌症・真菌感染症・サルコイドーシスが鑑別となる．経過観察で改善しない場合には，穿刺吸引もしくは生検による組織学的な検討が必要となるが，結核が鑑別となる場合には，生検組織の培養や核酸検出法による結核菌の検出を併せて行うのが望ましい．

結核性リンパ節炎は肺外結核であり，原則空気感染はしない．

2）咽頭/喉頭結核

咽頭/喉頭結核は，肺結核からの経気管支的な進展もしくは原発性，すなわち初感染による病巣形成により引き起こされるとされている．

その症状は嗄声・咽頭痛・咳嗽・咽頭違和感・体重減少であり，内視鏡所見で白苔の付着を伴う肉芽腫様不整粘膜が観察されることもある．粘膜不整からは悪性腫瘍が鑑別になるものの，リスク因子も喫煙・アルコール・るいそう・免疫不全などと，背景や臨床像から悪性腫瘍と鑑別するのは難しい[8]．

そのため，診断のためには生検と培養が必要であり，悪性腫瘍を疑い生検を行う場合には，結核を鑑別に挙げ，培養検査も併せて提出することを検討する必要がある．

また，咽頭/喉頭結核は病巣が気道にあることから，肺結核と同様に空気感染の可能性がある疾患である．特に，喉頭結核では，塗抹陽性の肺結核と比較してさらに4〜5倍の感染性があるとされている[9]．また，病態からも肺結核の合併例が危惧されるため[10]，疑った際には迅速な空気感染対策が必要となる．

3）結核性中耳炎

結核性中耳炎は，肺結核や上咽頭結核からの進展病変として，経耳管的に生じるとされている．

結核性中耳炎の症状は，難聴・耳漏・耳鳴・耳閉感がある．外耳炎・慢性中耳炎・中耳真珠腫が鑑別となり，特に慢性中耳炎と類似の臨床像を示すため，早期診断が困難である．日本では平出らの基準（各種抗菌薬に抵抗性・鼓室〜外耳道の肉芽増生・骨導聴力の悪化・肺結核の既往/併存・小児での耳周囲リンパ節腫脹・ツベルクリン反応の強陽性・顔面神経麻痺）が診断基準として文献的に使用されているが，すべての症状が揃う症例は多くない．好発年齢は20〜30代で女性に多くみられる傾向も報告されている[11]．

慢性中耳炎として治療を行っているにもかかわらず，効果が乏しい，病変が拡大傾向にある場合には，結核を鑑別に挙げた検査の追加が必要なケースがあるだろう．

また，結核性中耳炎に対してキノロン系抗菌薬

表 2. 結核の病原体検出検査結果の解釈

塗抹	Tb-PCR	培養	IGRA	状態
+	+			空気感染の可能性が高い
+	−			非結核性抗酸菌症
−	+	+		空気感染の可能性は低い
−	−	−	+	過去に結核の既往があるが，現在発病していない
−	−	−	−	現在結核に感染しておらず，既往もない

Tb-PCR：結核菌特異的 PCR，IGRA：インターフェロンγ遊離試験

を単剤使用した場合，キノロン系抗菌薬は結核菌に効果を示し一時的に改善が得られるものの，すぐに耐性化し完全には治癒しないケースがある．このようなケースでは，抗菌薬使用直後に培養検査を行っても結核菌が検出感度以下にまで死滅してしまっており培養が偽陰性となる（しかし，ごく一部の結核菌は生存しており，後に耐性結核として問題となる）こともある[12)13)]ため，可能であれば抗菌薬使用前に抗酸菌培養検査も併せて実施するか，他の確定診断がつくまでは培養検査が必要になるケースもあるかもしれない．

結核性中耳炎そのものは空気感染をしないものの，前述の通り，空気感染しうる肺結核や咽頭/喉頭結核の合併例には十分な注意が必要である．

4）副鼻腔結核

稀で報告例も少ないが，片側性の鼻閉・膿性鼻汁・鼻出血・頭痛・頭重感・頬部痛といった症状を呈するとされている．内視鏡で白苔の付着が確認されたという報告もある．報告例は少ないものの，免疫不全をきたす背景疾患をもたない広い年齢層で報告例がある[14)]．生検で肉芽腫性組織が確認されている場合には鑑別に挙げる必要があるだろう．

4．頭頸部結核の診断方法

結核の診断方法のゴールド・スタンダードは，病原体の検出である培養検査であるが，その他の検査として抗酸菌染色・核酸増幅検査や補助診断としてのインターフェロンγ遊離試験（IGRA）を組み合わせながら結核の病勢を判定していく必要がある[2)]（表2）．

1）抗酸菌染色

抗酸菌染色は，得られた検体を直接染色して抗酸菌を鏡検で目視する方法である．方法としては，①得られた検体についてそのままチール・ネルゼン染色を行う「直接塗抹法」，②得られた検体を処理し，結核菌を集菌したうえで蛍光染色を行う「蛍光染色法」がある．感度については，暗視野で抗酸菌を蛍光させるため一度に広い視野を確認できることや集菌の操作を行っていることから，②の「蛍光染色法」が勝る．

迅速に結果が得られる点がこの方法の利点だが，結核菌と非結核性抗酸菌は染色で区別することはできない点に注意が必要である．

2）核酸増幅検査

核酸増幅検査は，結核菌が保有する特異的な遺伝配列を検出する手法である．GeneXpert® システムなどの簡易 PCR 検査機器も開発されており，一部の医療機関では院内で検査が可能となっている．比較的短時間で結果が得られるため，このような機器が導入されていれば，迅速に結核菌か否かの判断が可能となる．

一方で，核酸増幅検査は結核菌の生死を問わず検出することが可能な高感度な検査でもあるため，検査陽性が死菌によるものなのか，生菌によるものなのかの判別はできない点には注意が必要である．

3）培養検査

培養検査は，小川培地や液体培地といった専用培地を使用し，結核菌の培養ならびに薬剤感受性検査，菌数の計測などを目的に行う．結核菌の発育速度は 10～15 時間に 1 回分裂と非常に遅く（大腸菌は 20 分に 1 回分裂），培養結果判明には数週間を要する（液体培地：6 週間，小川培地：8 週間）．一方で，感度に優れており PCR で検出できない菌量でも陽性の結果が得られることがある．

小川培地は培養に時間がかかるものの，安価であり特殊な培養機器を必要としない点が利点である．また，薬剤感受性検査を行うためには小川培

地に発育したコロニーを使用する方法が標準的であり，薬剤感受性検査実施のためにも必要な培地である．一方で，液体培地は自動機器を使用するため高価ではあるものの，小川培地と比較して迅速に結果が得られるという利点がある．薬剤感受性試験に関しては行うことができないものの，一部の薬剤に対する感受性については（参考値ではあるが）測定することができる．

治療薬決定において，薬剤感受性試験結果は重要な情報であるため，上記のような培地の特性を考慮して検査を組み合わせることが望ましい．

4）病原体検出法におけるピットフォール

結核菌は環境中に存在しないため，患者検体から結核菌が検出されれば，結核の診断に至る．一方で，同じ抗酸菌に分類される非結核性抗酸菌は，環境中に常在する微生物であり，時に水道水に混入していることもある．喀痰を含めた検体採取を行う際には，水道水でうがいを行わず，滅菌された容器に直接採取することが望ましい．また，適切な方法で検体が採取されていても，病原体検出を行うための器具を水道水で洗浄されているケースでは，誤って非結核性抗酸菌が検体から「検出」されてしまうケースもある点には注意が必要である．

5）検体採取が困難な際の工夫

頭頸部領域の生検検体を各種抗酸菌検査に提出することに加え，症例によっては肺結核合併の可能性を念頭に検査を組み立てる必要がある．肺結核の可能性を検討する場合，喀出痰を検体とした結核菌検出検査が必要となるが，時に自己排痰が難しい患者も存在する．

このような場合には，まず3％高張食塩水（なければ生食）のネブライザー吸入を行うと，比較的良質な喀痰が得られやすい．また，一般細菌検査では，「喀痰細菌培養に適した喀痰の質」を求められることがあるが，結核菌検出の際にはこの基準を必ずしも満たす必要はないため，喀痰の質を下げてでも検体を得る努力をする．

上記のような排痰の努力にもかかわらず，検体

が得られない場合には，胃液を喀痰の代替として採取することを検討する．

6）補助診断としてのインターフェロンγ遊離試験（Interferon Gamma Release Assay：IGRA）

病原体検出によらない結核に関する検査としては，これまでツベルクリン反応が結核感染の既往があるか否かの判断に使用されてきたが，日本ではBCGワクチンの定期予防接種を行っているため，ツベルクリン反応が結核の既往を示すのか，BCGワクチンの結果をみているのかの判断が困難である．より新しい検査方法として，血中より採取したリンパ球が結核特異的抗原に反応を示すかどうかを確認するIGRAが使用されるようになった．

日本では，クォンティフェロン® TB ゴールドプラスとT-スポット®. TBの2種類が商業ベースで使用できる．これらのIGRAはBCGワクチンの影響を受けないため，より純粋に「過去に結核菌へ曝露されたことがあるか」を結果から推測することができる．一方で，特に日本の高齢者ではIGRAの結果解釈に慎重さが求められる．その理由として，①高齢者が幼少期を過ごした時期（1970年代頃）は結核の有病率が高く，「過去に結核へ曝露された＝IGRA陽性」となる確率が十分に高い，②仮にIGRA陰性の結果を得たとして加齢によりTリンパ球の反応性が低下し偽陰性を示している可能性を除外できない，といった点が挙げられる．

5．治　療

結核菌は，治療薬に対する耐性を獲得しやすい微生物の一つであり，結核に対して単剤で治療を行ってしまうと，やがて耐性化し，治療困難な薬剤耐性結核として問題となる．そのため，結核に対する治療は原則として，多剤併用を行う．また，自己判断での休薬や治療中断も薬剤耐性結核の原因となるため，場合によっては入院・外来の場で職員が患者の服薬行動を直接確認する，直接服薬確認方法（DOTS）を用いることもある．

表 3. 抗結核薬の主な副作用とその対応

	イソニアジド	リファンピシン	ピラジナミド	エタンブトール
副作用・注意点	肝障害 末梢神経障害 抗痙攣薬との相互作用	紅斑・瘙痒感 血小板減少 肝障害 体液のオレンジ色着色 消化器症状 種々の薬剤との相互作用	肝障害 高尿酸血症	球後視神経炎
対応	末梢神経障害予防のため，ビタミン B_6（6〜10 mg/day）を内服する	肝障害出現時の薬剤中止	肝障害出現時の薬剤中止 痛風発作に至る可能性は低い	投薬開始時の眼科コンサルト 視野異常の早期発見

頭頸部における結核の治療について，免疫不全や排菌陰性化の遅延がなければ，一般的には肺結核と同様の標準治療を行い，治療期間の延長やステロイド追加投与について積極的な推奨はない[2]．

結核の標準治療については，① イソニアジド・リファンピシン・ピラジナミド・エタンブトールの 4 剤で 2 か月治療後，イソニアジド・リファンピシンで 4 か月治療を継続する方法，② イソニアジド・リファンピシン・エタンブトールの 3 剤で 2 か月治療後，イソニアジド・リファンピシンで 7 か月治療を継続する方法が提案されている．

抗結核薬は長期投与するという点からも副作用について細やかにフォローアップすることが望ましい．詳細を表 3 に示す．採血での肝障害や尿酸値のフォローアップおよび問診での末梢神経障害や視野異常の有無を確認する必要がある．また，治療開始時にベースラインとして眼科へコンサルテーションすることは特に重要である．

6．感染対策

結核は飛沫核により感染する可能性のある病原体であり，その感染対策に注意が必要である．

飛沫核とは，5 μm 未満の粒子で，長時間感染性を保ったまま空気中を滞留し，時に長距離を移動することもある．この飛沫核は上気道粘膜にトラップされることなく，終末気管支や肺胞へ直接到達し，感染を成立させるため，空気感染対策が必要となる．

空気感染対策は，この飛沫核を拡散・吸入しないための対策であり，医療者側の N95 マスク着用（および患者側のサージカルマスク着用）のうえ，入院する場合には陰圧個室への隔離を行う必要がある．

空気感染対策が必要な状況かどうかを判断するには，結核においては排菌の有無が重要であり，肺結核では 3 回の抗酸菌塗抹検査で排菌の有無を確認し，判断を行う．

頭頸部における結核の一部は，肺結核からの進展例や咽頭/喉頭結核の合併例が含まれる点から，このような空気感染対策が必要なケースもあるだろう[15]．

一方で，結核性リンパ節炎が単独で存在する症例など，肺結核を伴わない肺外結核のみの症例であれば，空気感染対策は原則不要となる．ただし，リンパ節が自壊し膿汁が流出している，もしくは瘻孔を形成している状況では感染対策が必要となるケースもあるため，注意が必要である．

実臨床現場における診察所見のみだけでは適切かつ必要十分な感染対策の実施を判断できないことも多いため，頭頸部結核を疑うような場面では，まずは肺結核の有無，そして排菌の有無を確認し，適切な感染対策を行う必要がある．

7．潜在性結核感染症（latent tuberculosis infection：LTBI）

結核菌は呼吸器経由でヒトへ感染するが，感染者の多くは自身の免疫応答の結果，結核を封じ込め発病することなく経過する．この状態の患者に対するステロイドなどの免疫抑制薬投与は，免疫応答の減弱を招き，結核発病リスクが上昇する結果をもたらす．ステロイドを含む免疫抑制療法やその他の結核発病リスクが上昇する特定の状況において，適切な抗結核薬を使用することで，その発病を予防することができるため，（結核感染ではなく発症の）「予防投与」という概念がある．耳鼻咽喉科領域の疾患でも使用されるステロイドや

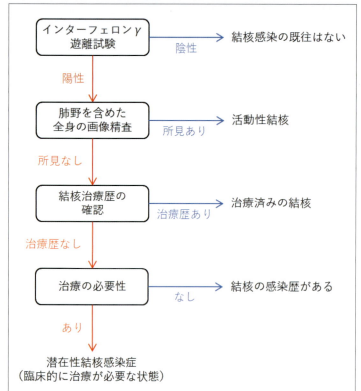

図 2.
潜在性結核感染症の診断フロー
(筆者作成)

その他の免疫抑制薬(場合によっては抗癌剤)は，結核発病リスクの上昇と関連する場合がある．このようなケースではLTBIとして治療を行う必要がある．

LTBIとは，「臨床的に活動性結核の所見を認めないが，結核菌抗原に持続的な免疫反応を示す状態」と定義されている．また，臨床的には，結核感染の既往があり治療適応となる場合に「LTBI」の診断名をつけることから，「結核に感染したが発病はしておらず，しかし，発症リスクを鑑みて治療を行うべき状態」ともいえる．

診断については前述のIGRAを使用する．この検査はステロイド含む免疫抑制療法の影響を受けるため，可能な限りステロイド投与前に検査を提出する．IGRAで陽性の判定が得られれば，「過去に結核へ曝露され結核菌抗原に免疫反応を示す状態」といえる．この状態には活動性結核も含まれるため，胸部X線写真やリンパ節腫大の有無などを確認し，活動性結核の除外を行う必要がある．また，過去に活動性結核もしくはLTBIとして治療歴がある患者でも検査陽性となるため，治療歴の有無についても聴取が必要である．

図2に示すように，①活動性結核がない，②結核治療歴がない，③治療の必要性がある(発病リスクが高い)という条件を満たせば，「LTBI」の診断に至る．

治療対象とすべき状態としては表4に示すが，発病リスクが高い場合には，積極的な治療の適応とする[16]．

LTBIの標準的な治療レジメンとしては，①イソニアジド5 mg/kg/day(最大用量300 mg/day)を6〜9か月内服，②イソニアジド+リファンピシン10 mg/kg/day(最大用量600 mg/day)を4か月間内服などが提唱されているが，国内外のガイドラインで優先順位が異なっている．結核治療の原則(多剤併用)を考慮するならば，イソニアジドとリファンピシンの併用が望ましいが，リファンピシンはステロイドやその他の薬剤との相互作用があるため，イソニアジド単剤で治療せざるを得ないケースもある[2]．

表 4. 潜在性結核感染症として治療を検討すべき臨床的状況

治療を積極的に検討すべき状況	要因が重複した場合に治療を検討すべき状況
HIV/AIDS* 固形臓器移植後で免疫抑制薬投与中 珪肺 血液維持透析 2 年以内の結核感染 胸部 X 線写真での陳旧性結核病変 免疫抑制剤の使用 　例：TNF-α 阻害薬などの生物学的製剤 　　　プレドニン換算 15 mg/day 以上のステロイド 　　　投与	吸入ステロイドの使用 経口ステロイドの使用（左以外） その他の免疫抑制薬 コントロール不良糖尿病 低体重 喫煙 胃切除後

*CD4⁺細胞数が少ないほど発症リスクが上昇し（100/μL 以下では 35 倍，700/μL 以上では 4.4 倍の発症
率），CD4⁺ 200/μL 以下の症例では典型的な画像所見を呈さず IGRA 偽陰性となる症例も増える．
（結核診療ガイドライン 2024，Deciding When to Treat Latent TB Infection（CDC）を参考に作成）

非結核性抗酸菌症
（nontuberculous mycobacteria：NTM）

　NTM に含まれる *Mycobacterium* 属はヒトへの
病原性が低く，健常人ではほとんど問題となるこ
とがない．しかし，免疫不全宿主においては，疾
病を引き起こすことがあり，種々の免疫抑制薬で
治療されている患者が増加しつつある現状を鑑み
ると，今後より重要となる病原体の一つである[9]．

　NTM はいずれも肺への親和性が高く，嚢胞性
線維症などの慢性肺疾患を背景にもつ患者で問題
となることが多く，肺外で問題となることは比較
的稀である．肺外で問題となる場合には，HIV 感
染の合併や TNF-α 阻害薬の使用などの免疫不全
背景があり，この場合播種性 NTM 症を引き起こ
すことがある．

　NTM が頭頸部において問題となりうるとすれ
ば，頸部・顔面の局所的なリンパ節炎がその一つ
として挙げることができる．通常小児に発生し，
80%が 1～5 歳に生じる．重度の免疫不全がなけれ
ば，局所症状のみにとどまり，片側性・無痛性の
リンパ節腫脹をきたし，瘻孔を形成することがあ
るが，発熱などの全身症状をきたすことは稀であ
る．診断のためには，組織学的検査・培養検査が
有用となる．

参考文献

1) GBD 2021 Causes of Death Collaborators：
Global burden of 288 causes of death and life
expectancy decomposition in 204 countries
and territories and 811 subnational locations,
1990-2021：a systematic analysis for the
Global Burden of Disease Study 2021. Lancet,
403(10440)：2100-2132, 2024.

2) 日本結核・非結核性抗酸菌症学会（編）：結核診
療ガイドライン 2024．南江堂, 2024.

3) 疫学情報センター結核予防会 結核研究所．世
界の結核，日本の結核．August 31, 2023.

4) NIID 国立感染症研究所　IDWR 2003 年第 7 号．
結核とは．Accessed August 7, 2024. https://
www.niid.go.jp/niid/ja/kansennohanashi/398-
tuberculosis-intro.html

5) 日本結核・非結核性抗酸菌症学会教育・用語委
員会：結核症の基礎知識（改訂第 5 版），2021.

6) Salvador F, Los-Arcos I, Sánchez-Montalvá A,
et al：Epidemiology and diagnosis of tubercu-
lous lymphadenitis in a tuberculosis low-bur-
den country. Medicine(Baltimore), **94**(4)：
e509, 2015.

7) Takahashi K：Tuberculous cervical lymphad-
enitis in foreigners living in japan. Kitakanto
Med J, **71**(4)：301-305, 2012.
　Summary 結核性頸部リンパ節炎と診断され
た結核蔓延国出身の在留外国人 2 例の典型的な
臨床経過についての症例報告．日本でも結核の
持ち込み例が増加傾向にあり注意が必要である．

8) Michael RC, Michael JS：Tuberculosis in oto-
rhinolaryngology：clinical presentation and
diagnostic challenges. Int J Otolaryngol,
2011：686894, 2011.

9) Bennett JE, Dolin R, Blaser MJ：Mandell,
Douglas, and Bennett's Principles and Practice
of Infectious Diseases. 9th ed. Elsevier-Health
Sciences Division, 2019.

10) de Souza BC, de Lemos VMA, Munerato MC：Oral manifestation of tuberculosis：a case-report. Braz J Infect Dis, **20**(2)：210-213, 2016.

11) 浅岡恭介, 稲垣 彰, 村上信五：抗結核薬減感作療法を必要とした中耳結核の一例と最近の中耳結核の臨床像の検討. Otol Jpn, **27**(2)：118-124, 2017.

12) van der Heijden YF, Maruri F, Blackman A, et al：Fluoroquinolone exposure prior to tuberculosis diagnosis is associated with an increased risk of death. Int J Tuberc Lung Dis, **16**(9)：1162-1167, 2012.

13) Khongyot T, Laopaiboonkun S, Kawpradid T, et al：Levofloxacin use in patients with sus-pected tuberculosis in a community hospital, Thailand：A pilot study. Adv Pharmacol Pharm Sci, **2022**：5647071, 2022.

14) Koda H, Makino N, Takahashi M, et al：A case report：Primary nasal tuberculosis. 日耳鼻会報, **117**(12)：1471-1476, 2014.

15) World Health Organization：WHO Guidelines on Tuberculosis Infection Prevention and Control 2019 Update, 2019.

16) CDC TB：Deciding when to treat latent TB infection. Centers for Disease Control and Prevention. Published April 29, 2024. Accessed August 7, 2024. https://www.cdc.gov/tb/topic/treatment/decideltbi.htm

好評

Kampo Medicine
経方理論への第一歩

漢方医学の診断に必要な知識や，診察法について詳しく解説した実践書！
基本となる20処方の基礎・臨床研究やCOVID-19のコラムなどをコンパクトにまとめています！

小川 恵子
金沢大学附属病院
漢方医学科 臨床教授

2020年7月発行
A5判 208頁
定価 3,300円（本体 3,000円＋税）

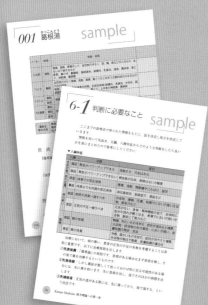

0. はじめに	1. 望 診
2. 聞 診	3. 問 診
4. 切 診	5. 生 薬
6. 判断する：実際に処方してみよう	
7. 漢方薬の副作用	
8. 感染症の漢方治療 ―初期のかぜを中心に―	

Colum 短脈と胆気不足について
Colum 『傷寒論』が書かれた時代の感染症
Colum COVID-19
Colum スペイン風邪

巻末 基本の20処方

- 001 葛根湯
- 007 八味丸（八味丸料・八味地黄丸）
- 014 半夏瀉心湯
- 017 五苓散（五苓散料）
- 019 小青竜湯
- 020 防已黄耆湯
- 023 当帰芍薬散（当帰芍薬散料）
- 024 加味逍遙散
- 025 桂枝茯苓丸（桂枝茯苓丸料）
- 027 麻黄湯
- 028 越婢加朮湯
- 030 真武湯
- 032 人参湯・理中丸
- 041 補中益気湯
- 043 六君子湯
- 048 十全大補湯
- 061 桃核承気湯
- 083 抑肝散加陳皮半夏
- 100 大建中湯
- 108 人参養栄湯

目次の詳細はここから
ご確認いただけます！

全日本病院出版会 〒113-0033 東京都文京区本郷 3-16-4　Tel：03-5689-5989
www.zenniti.com　　　　　　　　　　　　　　　　　Fax：03-5689-8030

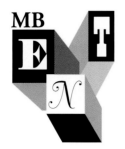

◆特集・手元に1冊！　抗菌薬の適正使用ガイド

耳鼻咽喉・頭頸部外科手術における術後感染予防抗菌薬の適正使用

矢野寿一*

Abstract 手術部位感染症(surgical site infection：SSI)が発生すると，入院期間延長，医療費増大など人的，経済的コストが増加し，症例によっては致死的な状況に至ることもあるため，術後感染予防抗菌薬の適切な投与は重要である．

抗菌薬は手術部位の常在細菌叢に対応するものを選択し，手術開始1時間前に投与を開始，長時間の手術では半減期の2倍の間隔で追加投与を行う．皮膚常在菌を対象とする場合は黄色ブドウ球菌，連鎖球菌を考慮し，セファゾリン(CEZ)が推奨される．嫌気性菌の考慮が必要な手術では，スルバクタム・アンピシリン(SBT/ABPC)などが推奨薬に加わる．口腔咽頭悪性腫瘍手術で消化管による再建をする場合，消化管に常在する耐性度の強い嫌気性菌を考慮し，メトロニダゾール(MNZ)の使用が推奨される．

社会問題となっている耐性菌への対策の一つに抗菌薬の適正使用が挙げられており，術後感染予防抗菌薬投与も適切な使用が望まれている．

Key words 手術部位感染症(surgical site infection：SSI)，黄色ブドウ球菌(*Staphylococcus aureus*)，連鎖球菌(*Streptococcus* spp.)，嫌気性菌(anaerobes)，予防抗菌薬(preventive antibiotics)

はじめに

耳鼻咽喉・頭頸部外科における手術領域は耳，鼻，口腔，咽喉頭，頭頸部と広い範囲にわたる．また，本領域は生体が微生物の侵襲を受けやすく，感染症の好発部位であることから，感染症発症部位の手術が必要な場合もある．手術時間も，数分程度で終了するものから，長時間を要する再建術など多岐にわたり，耳鼻咽喉・頭頸部外科医はこれら種々の手術に対応している．

手術部位感染症(surgical site infection：SSI)が発生すると，入院期間の延長，医療費の増大など，人的および経済的コストが増加し，症例によっては致死的な状況に至ることもある．本稿では，耳鼻咽喉・頭頸部外科医が知っておくべき術後感染予防を目的とした抗菌薬投与について述べる．

抗菌薬適正使用の必要性

1943年にペニシリンが実用化されて以降，多くの抗菌薬が臨床応用され感染症治療に効果を発揮してきた．一方で，これら抗菌薬の使用とともに，質的に変異した種々の耐性菌が出現したことも事実である．交通機関の発達などに伴い，各種耐性菌も世界規模で急速な拡散がみられ，社会的に重大な問題となっている．

薬剤耐性菌とは，抗菌薬に対して抵抗性をもった菌のことであり，抗菌薬治療の効果がない，あるいは少なくなるという現象が生じる．現在，米国においては，薬剤耐性菌感染症による年間死亡者数は23,000人である[1]．本邦においては詳しい調査は行われていなかったが，薬剤耐性菌の中でも頻度が高いメチシリン耐性黄色ブドウ球菌

---

* Yano Hisakazu, 〒634-8521　奈良県橿原市四条町840　奈良県立医科大学微生物感染症学講座，教授

表 1. 術後 SSI の発生頻度

年	頸部手術			甲状腺			全領域手術		
	手術件数	SSI 件数	SSI 発生率	手術件数	SSI 件数	SSI 発生率	手術件数	SSI 件数	SSI 発生率
2018 年	253	7	2.8	965	6	0.6	305,960	15,566	5.1
2019 年	333	10	3.0	987	8	0.8	307,052	14,226	4.6
2020 年	398	12	3.0	763	2	0.3	290,795	12,696	4.4
2021 年	339	3	0.9	736	2	0.3	291,958	12,227	4.2
2022 年	395	11	2.8	692	7	1.0	313,110	12,998	4.2

(MRSA)とフルオロキノロン耐性大腸菌について死亡者数を検討したところ，2017 年時点にそれぞれ 4,224 人，3,915 人で合わせて約 8,100 人であることが報告されている[2]．全世界では，年間 70 万人が耐性菌感染症により死亡しているが，このまま何も耐性菌に対し策を講じない場合，2050 年には年間死亡者数は 1,000 万人に達すると見込まれている[3]．本邦では 2016 年に「薬剤耐性（AMR）対策アクションプラン」が採択され，耐性菌問題は医療現場のみならず，国を挙げて取り組むべき重要課題として取り上げられている．2023 年，薬剤耐性（AMR）対策アクションプランは再設定され，AMR への対策が取られている．術後感染予防抗菌薬の投与は耐性菌出現防止のため適切な使用が望まれる．

SSI とガイドライン

SSI とは，手術に関連して発生する切開部や臓器，体腔における感染症のことである[4]．1999 年に Centers for Disease Control and Prevention（CDC：米国疾病予防管理センター）が SSI に関するガイドラインを公開しており，SSI は術後 30 日以内，人工物を埋入した場合は 1 年以内に発生した手術操作に関連した感染症と定義されている[5]．

このガイドラインが発表されて以降，SSI に関する各種ガイドラインが作成されている．2013 年に American Society of Health-System Pharmacists（ASHP）などから[6]，2014 年に Society for Healthcare Epidemiology of America（SHEA）などから[7]，2016 年に WHO から[8]，2017 年に American College of Surgeons and Surgical Infection Society から[9]，さらに CDC は 2017 年に改訂版を

発表している[4]．

本邦においては，日本化学療法学会と日本外科感染症学会が共同で作成した「術後感染予防抗菌薬適正使用のための実践ガイドライン」（以下，術後感染予防ガイドライン）[10]や，日本外科感染症学会作成の「消化器外科 SSI 予防のための周術期管理ガイドライン 2018」[11]が発表されており，耳鼻咽喉・頭頸部外科領域は前者のガイドラインで言及されている．

術後感染予防ガイドラインは，SSI 減少，耐性菌出現予防，抗菌薬による有害事象防止，入院期間短縮化，コスト削減，医療スタッフへの教育を目的に作成されている．本ガイドラインは単に欧米のガイドラインを踏襲したものでなく，本邦で使用可能な薬剤や予防抗菌薬使用状況を考慮されていて，耳鼻咽喉・頭頸部外科医も活用しやすい実戦的なものとなっている．

耳鼻咽喉・頭頸部外科領域手術の SSI 発生率と原因菌

厚生労働省の院内感染対策サーベイランス事業[12]により，本邦における SSI サーベイランスデータが 2006 年より集計されている．この事業には 2024 年 1 月現在，4,207 の医療機関（病院 3,207，診療所 1,000 施設）が参加し，データが蓄積，利用されている．

2018〜2022 年において，本サーベイランス事業における全領域の手術登録件数は 1,508,875 件であり（表 1），このうち SSI を発症したものは 67,713 件，4.5% であった．サーベイランスで登録できる耳鼻咽喉・頭頸部外科領域手術は頸部手術（喉頭を大きく切除または切開する手術および

表 2. 創クラス分類の定義と抗菌薬の適応

創クラス	定義	抗菌薬の適応
Ⅰ．清潔創	1．炎症のない非汚染手術創 2．呼吸器，消化器，生殖器，尿路系に対する手術は含まれない 3．1 期的縫合創 4．閉鎖式ドレーン挿入例 5．非穿通性の鈍的外傷	一部で抗菌薬の使用は不要
Ⅱ．準清潔創	1．呼吸器，消化器，生殖器，尿路系に対する手術 2．著しい術中汚染を認めない場合が該当 3．感染がなく，清潔操作がほぼ守れている胆道系，虫垂，腟，口腔・咽頭手術 4．開放式ドレーン挿入例 5．虫垂炎，胆嚢炎，絞扼性イレウス(小範囲)で，周囲組織・臓器を汚染することなく病巣を完全に摘出・切除した症例	予防抗菌薬の適応
Ⅲ．不潔創	1．早期の穿通性外傷(事故による新鮮な開放創) 2．早期の開放骨折 3．清潔操作が著しく守れていない場合(開胸心マッサージなど) 4．術中に消化器系から大量の内容物の漏れが生じた場合 5．胃十二指腸穿孔後 24 時間以内 6．適切に機械的腸管処置が行われた大腸内視鏡検査での穿孔(12 時間以内) 7．急性非化膿性炎症を伴う創	SSI リスク因子の存在を参考に予防抗菌薬の選択を検討する．リスク因子を認めない症例は予防抗菌薬の範疇とし，SSI 高リスク症例では治療的に抗菌薬を使用し，選択や投与期間は予防投与と異なった考え方で行う
Ⅳ．汚染-感染創	1．壊死組織の残存する外傷 2．陳旧性外傷 3．臨床的に感染を伴う創 4．消化管穿孔例(クラスⅢ，5，6 以外)	予防でなく治療的に抗菌薬を使用する

根治的頸部郭清術：原文のママ)と甲状腺・副甲状腺手術のみであるが，頸部手術 1,718 例，甲状腺・副甲状腺手術 4,143 例が登録されている．SSI発症率はそれぞれ 43 例(2.5%)，25 例(0.6%)で，両手術とも全領域の SSI 発生率より低値であったが，咽喉頭が開放される手術のほうが SSI は高い傾向にあった．

SSI 発症例で，頸部手術 28 株，甲状腺・副甲状腺手術 14 株の細菌が分離されている．高い頻度で分離され得た菌種は，頸部手術では黄色ブドウ球菌 10 株(35.7%)，連鎖球菌 6 株(21.4%)，嫌気性菌 5 株(17.9%)で，甲状腺・副甲状腺手術では黄色ブドウ球菌 5 株(35.7%)，連鎖球菌 3 株(21.4%)であった．

創クラス分類

術後感染予防ガイドラインでは，手術創を汚染度によりⅠ〜Ⅳに分類されている[10](表 2)．Ⅰは清潔創，Ⅱは準清潔創，Ⅲは不潔創，Ⅳは汚染-感染創になる．表 3 にあるように，アブミ骨手術や人工内耳埋込術，頸部良性腫瘍摘出術，頸部郭清

術などはクラスⅠの炎症のない非汚染手術創にあたる．内視鏡下副鼻腔手術や口蓋扁桃手術，気管切開術，口腔咽頭悪性腫瘍手術などはクラスⅡの感染がなく清潔操作がほぼ守られている口腔・咽頭手術に分類されている．本ガイドラインに掲載はないが，深頸部膿瘍開放術や扁桃周囲膿瘍発症時の口蓋扁桃摘出術などはクラスⅣにあたると考える．創クラス分類により推奨抗菌薬が定められている(表 3)．

予防抗菌薬の投与

予防抗菌薬投与の目的は SSI 減少とされており，原則として遠隔部位感染は対象とされていない[5]．また，組織の無菌化を目標とするものではなく，術中汚染による細菌量を宿主防御機構でコントロールできるレベルまで下げることである．したがって，予防抗菌薬は補助的に使用するものであり，血糖コントロール，正常体温の維持，術野消毒法などの感染予防策を合わせて総合的な管理が必要である[4]．

抗菌薬選択は，手術部位の常在細菌叢に抗菌活

表 3. 手術術式による推奨抗菌薬と投与期間

創分類	術式	推奨抗菌薬	β-ラクタム薬アレルギー	投与期間（単回または術後時間）
クラス I	アブミ骨手術，顔面神経減荷術	CEZ	CLDM	単回（長時間手術では再投与）
	人工内耳埋込術	CEZ	CLDM	24 時間以内
	頸部良性腫瘍摘出術，甲状腺手術，唾液腺手術	CEZ	CLDM	単回（長時間手術では再投与）
	頸部郭清術	CEZ	CLDM	24 時間
クラス II	鼓膜形成術・鼓室形成術（耳漏なし）	CEZ	CLDM	24 時間以内
	鼻中隔矯正術，内視鏡下副鼻腔手術	CEZ	CLDM	24 時間以内
	アデノイド切除術，口蓋扁桃摘出術，咽頭形成術	CEZ，SBT/ABPC	CLDM	24 時間以内
	喉頭微細手術（laryngomicrosurgery）	予防抗菌薬の使用は推奨しない	CLDM	—
	気管切開術	CEZ	CLDM	24 時間以内
	口腔咽頭悪性腫瘍手術（筋皮弁再建なし，短時間手術，SSI リスク因子なし）	SBT/ABPC，CEZ＋CLDM，CEZ＋MNZ，CMZ	CLDM	24 時間以内
	口腔咽頭悪性腫瘍手術（含む筋皮弁再建）・喉頭全摘術	SBT/ABPC，CEZ＋CLDM，CEZ＋MNZ，CMZ	[キノロン系薬 or アミノグリコシド系薬 or VCM]＋[CLDM or MNZ]	48 時間
	口腔咽頭悪性腫瘍手術（消化管再建あり）	SBT/ABPC，CEZ＋MNZ，CMZ，FMOX	[キノロン系薬 or アミノグリコシド系薬]＋MNZ	48 時間

性を有する薬剤選択を行う．なお，手術部位から常在細菌以外の細菌が分離されている場合，菌種同定と薬剤感受性試験の結果から抗菌薬を選択する．

　抗菌薬は切開の1時間前に投与を開始し，手術が始まる時点で十分な血中濃度を得られるようにする．長時間手術の場合に術中の追加投与が必要となる．一般に半減期の約2倍の間隔で再投与が行われ，セファゾリン（CEZ）では半減期が1.2〜2.2時間（腎機能正常時）であるので，3〜4時間毎の追加投与になる（表4）．また，表3に投与期間の目安を示した．

表 4. 腎機能正常者における抗菌薬の半減期と再投与の間隔

抗菌薬	半減期	再投与の間隔（時間）
CEZ	1.2〜2.2 時間	3〜4
SBT/ABPC	0.8〜1.3 時間	2〜3
CMZ	1〜1.3 時間	2〜3
FMOX	50 分	2
CLDM	2〜4 時間	6
MNZ	6〜8 時間	8

耳鼻咽喉・頭頸部外科領域手術における予防抗菌薬投与

　表3に示したように，術後感染予防ガイドラインでは耳鼻咽喉・頭頸部外科領域手術は主に創クラス I と II に分類されている．

1．創クラス I 手術

　炎症のない非汚染手術創である創クラス I に該当する手術として，アブミ骨手術，顔面神経減荷

術，人工内耳埋込術，頸部良性腫瘍摘出術，甲状腺手術，唾液腺手術，頸部郭清術が挙げられている（表3）．これらの手術で術中に汚染される可能性のあるのは，皮膚常在菌である黄色ブドウ球菌が主であり時に連鎖球菌となる．

　どちらもグラム陽性菌であることから本来であればペニシリン系薬使用を考えるところであるが，本邦における黄色ブドウ球菌の90%以上がペニシリナーゼを産生している．したがって，ペニシリナーゼに加水分解されにくいセファロスポリン系薬を使う必要性があるが，セファロスポリン系薬の世代が進むとグラム陽性菌への抗菌活性が落ちること，さらに抗菌スペクトラムが広域にな

ることから第一世代セファロスポリン系薬である CEZ が推奨薬剤となっている. β-ラクタム系薬にアレルギーがある場合は, クリンダマイシン (CLDM)が推奨されている.

2. 創クラスⅡ手術

創クラスⅡに該当する手術として鼓膜形成術・鼓室形成術(耳漏なし), 鼻中隔矯正術, 内視鏡下副鼻腔手術, アデノイド切除術, 口蓋扁桃摘出術, 咽頭形成術, 喉頭微細手術, 気管切開術, 口腔咽頭悪性腫瘍手術(筋皮弁再建なし, 短時間手術, SSI リスク因子なし), 口腔咽頭悪性腫瘍手術(含む筋皮弁再建)・喉頭全摘術, 口腔咽頭悪性腫瘍手術(消化管再建あり)が挙げられている.

これらは口腔の開放の有無で 2 つに分けられ, 上記のうち口腔の開放がないものが鼓膜形成術・鼓室形成術(耳漏なし), 鼻中隔矯正術, 内視鏡下副鼻腔手術になる. 口腔を開放しない場合, ターゲットとなる皮膚常在菌は創クラスⅠと同様に黄色ブドウ球菌と連鎖球菌になるため, 予防抗菌薬は CEZ となる.

アデノイド切除術, 口蓋扁桃摘出術のような口腔の開放がある場合, ターゲットとなる常在菌は黄色ブドウ球菌と連鎖球菌に加えて嫌気性菌を考慮し, 予防抗菌薬は CEZ かスルバクタム・アンピシリン(SBT/ABPC)が推奨されている.

口腔咽頭悪性腫瘍手術についても黄色ブドウ球菌, 連鎖球菌に嫌気性菌も対象とした投与となる. 術後感染予防ガイドラインでは, ① 筋皮弁再建のない短時間手術, ② 筋皮弁再建あり, ③ 消化管による再建ありの3つに分類されている. ① 筋皮弁再建のない短時間手術, および ② 筋皮弁再建ありの場合, 予防抗菌薬は SBT/ABPC, CEZ + CLDM, CEZ + メトロニダゾール(MNZ), セフメタゾール(CMZ)が推奨されている. 投与期間は異なっており, 前者で 24 時間以内, 後者が 48 時間となっている. ③ 消化管による再建ありの場合, SBT/ABPC, CEZ + MNZ, CMZ, フロモキセフ(FMOX)が推奨抗菌薬となっている. CLDM に代わって MNZ が推奨されているのは, 消化管

による再建であることからバクテロイデス属など耐性度の高い嫌気性菌への対応と考える. 投与期間も 48 時間が推奨されている.

なお, 予防抗菌薬には保険適用が取れていないものが多いことに留意いただきたい.

おわりに

耐性菌への対策の一つに抗菌薬の適正使用が挙げられるが, 抗菌薬の開発が海外を含め滞っており, 現在使用可能な抗菌薬を大事に使用していく必要がある. そのためにも, 術後感染予防抗菌薬投与も適切な使用が望まれる.

文 献

1) Centers for Disease Control and Prevention : ANTIBIOTIC RESISTANCE THREATS in the United States, 2013. https://stacks.cdc. gov/view/cdc/20705

2) Tsuzuki S, Matsunaga N, Yahara K, et al : National trend of blood-stream infection attributable deaths caused by *Staphylococcus aureus* and *Escherichia coli* in Japan. J Infect Chemother, **26** : 367-371, 2020.

3) Jim O'Neill : Antimicrobial Resistance : Tackling a crisis for the health and wealth of nations. 2014. https://amr-review.org/sites/ default/files/AMR%20Review%20Paper%20-% 20Tackling%20a%20crisis%20for%20the%20 health%20and%20wealth%20of%20natinat_1. pdf

4) Berríos-Torres SI, Umscheid CA, Bratzler DW, et al : Centers for Disease Control and Prevention Guideline for the Prevention of Surgical Site Infection, 2017. JAMA Surg, **152** : 784-791, 2017.
   Summary システマティックレビューにより作成された SSI 予防ガイドラインで, 1999 年に発表された SSI 予防ガイドライン(文献5)を充足, 改訂した内容となっている.

5) Mangram AJ, Horan TC, Pearson ML, et al : Guideline for prevention of surgical site infection, 1999. Hospital Infection Control Practices Advisory Committee. Infect Control Hosp Epidemiol, **20** : 250-278, 1999.

Summary CDC より発表された SSI 防止に関するガイドラインで，SSI の定義，疫学，対象微生物，術前・術中・術後の管理法などが解説されている．

6) Bratzler DW, Dellinger EP, Olsen KM, et al：American Society of Health-System Pharmacists(ASHP)；Infectious Diseases Society of America(IDSA)；Surgical Infection Society (SIS)；Society for Healthcare Epidemiology of America(SHEA)：Clinical practice guidelines for antimicrobial prophylaxis in surgery. Surg Infect(Larchmt), **14**：73-156, 2013.

7) Anderson DJ, Podgorny K, Berrios-Torres SI, et al：Strategies to prevent surgical site infections in acute care hospitals：2014 update. Infect Control Hosp Epidemiol, **35**：605-627, 2014.

8) World Health Organization：Global Guidelines for the Prevention of Surgical Site Infection. 2016. https://iris.who.int/bitstream/handle/10665/250680/9789241549882-eng.pdf?sequence=8&isAllowed=y

9) Ban KA, Minei JP, Laronga C, et al：American College of Surgeons and Surgical Infection Society：Surgical Site Infection Guidelines, 2016 Update. J Am Coll Surg, **224**：59-74, 2017.

10) 日本化学療法学会/日本外科感染症学会：術後感染予防抗菌薬適正使用のための実践ガイドライン．https://www.chemotherapy.or.jp/uploads/files/guideline/jyutsugo_shiyou_jissen.pdf
Summary 各外科領域における標準術式の術後感染予防抗菌薬の適応，推奨抗菌薬，投与期間などが解説されている．

11) 日本外科感染症学会：消化器外科 SSI 予防のための周術期管理ガイドライン 2018．http://www.gekakansen.jp/pdf/guideline2018.pdf

12) 厚生労働省院内感染対策サーベイランス事業．https://janis.mhlw.go.jp/report/ssi.html
Summary 日本国内の医療機関における院内感染発生状況，薬剤耐性菌分離状況および薬剤耐性菌感染症の発生状況を調査し，その情報を公開している．

抗菌薬の攻略本が, さらに充実して登場！

もう迷わない！
抗菌薬Navi
改訂3版

愛知医科大学大学院医学研究科 臨床感染症学 教授
三鴨 廣繁 監修

名古屋セントラル病院 薬剤科
坂野 昌志 編著

安城更生病院 薬剤部
奥平 正美 著

地域医療機能推進機構 中京病院 薬剤部
中根 茂喜 著

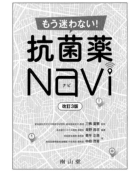

100種類を超える薬剤をまとめた**感染症治療薬の入門書**. 世代による違いや, 薬剤同士の特徴を比較することで, 「ほかの薬と比べて何が違うのか？」という疑問を解決し, 初学者の抗菌薬の理解へ繋げます. 改訂3版では, 感染症治療に用いられる**抗体医薬品**や**COVID-19治療薬**の項目を追加！

- A5判 343頁
- 定価3,080円（本体2,800円＋税10%）
- ISBN 978-4-525-77443-1
- 2021年10月発行

詳しくはWebで 　　9784525774431

聴覚検査の手引き書が7年ぶりに大幅改訂！

日本聴覚医学会主催の聴力測定技術講習会に準じた「聴覚検査の手引き書」．
聴覚検査の具体的な方法を多くの図表でやさしくわかりやすく解説．
聴覚検査に携わる耳鼻科専門医，言語聴覚士，臨床検査技師，看護師必携の一冊．

聴覚検査の実際
改訂5版

編集	日本聴覚医学会
監修	山岨達也　東京大学 名誉教授／東京逓信病院 病院長
編集委員	内田育恵　大島猛史　欠畑誠治　佐野 肇 工 穣　田渕経司　中川尚志　野口佳裕 松永達雄　山田武千代　佐藤宏昭　杉内智子

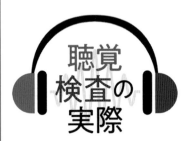

- B5判　239頁
- 定価 3,960円（本体3,600円＋税10%）
- ISBN 978-4-525-37045-9
- 2024年2月発行

詳しくはWebで 　　 9784525370459

南山堂　〒113-0034 東京都文京区湯島4-1-11
TEL 03-5689-7855　FAX 03-5689-7857（営業）
URL　https://www.nanzando.com
E-mail　eigyo_bu@nanzando.com

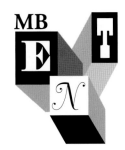

◆特集・手元に1冊！ 抗菌薬の適正使用ガイド

耳鼻咽喉・頭頸部外科領域における医療関連感染対策

角田梨紗子*

Abstract 耳鼻咽喉・頭頸部外科領域では，上気道を扱うことから日頃から医療従事者や医療環境は，飛沫やエアロゾルに曝露する機会が多い．また，多様かつ特殊な医療機器を使用し，独自の診療ユニットを使用し，患者が入れ替わる形式の診療スタイルであるなどの特徴により，微生物が伝播しやすい診療環境にもなりうる．医療関連感染対策としては，標準予防策，感染経路別予防策が基本となるが，中でも手指衛生，個人防護具，呼吸器衛生，機器の取り扱いは重要となる．耳鼻咽喉・頭頸部外科での代表的な医療関連感染の原因菌である MRSA や環境消毒法の一つとして紫外線照射装置の使用経験についても紹介させていただく．

Key words 医療関連感染(healthcare-associated infection)，標準予防策(standard precautions)，手指衛生(hand hygiene)，MRSA(methicillin-resistant *Staphylococcus aureus*)，環境消毒(environmental disinfection)

医療関連感染とは

医療関連感染(healthcare-associated infection)とは「① 医療機関において患者が原疾患とは別に新たに罹患した感染症，② 医療従事者等が医療機関内において感染した感染症」と定義され，通常，① に関しては患者が入院してから48時間以降に発生した感染症で，市中で感染し一定の潜伏期間を経て入院後に発症したものを除いたものとされる[1]．2007年米国疾病対策センター(Centers for Disease Control and Prevention：CDC)から公表されたガイドライン[2]においては医療サービスの多様化(在宅医療，療養施設など)を受けて，「nosocomial infection(院内感染)」という用語から「healthcare-associated infection(医療関連感染)」へ変更された．代表的な医療関連感染としては，血管内留置カテーテル関連血流感染，人工呼吸器関連肺炎，尿道留置カテーテル関連尿路感染，手術部位感染などがある．医療従事者の医療関連感染には，針刺し切創事故での肝炎ウイルスなど患者血液からの感染などがある．医療関連感染は，死亡率の増加，罹患率の増加，入院期間の延長，医療費の増加，治療待機患者の増加などの弊害をもたらすといわれており[3,4]，これらを予防するために医療関連感染対策が求められる．医療関連感染を引き起こす微生物には表1のように様々な種類がある．患者への医療関連感染は，平素無害な菌による感染，すなわち市中で感染を引き起こすような強力な病原微生物でなく，病気ではない健常人にとっては問題とはなりにくい病原微生物が易感染患者へ感染を引き起こす日和見感染が特に重大な問題となる．その代表ともいえる微生物が，メチシリン耐性ブドウ球菌(methicillin-resistant *Staphylococcus aureus*：MRSA)やバンコマイシン耐性腸球菌(vancomycin-resistant Enterococci：VRE)，緑膿菌，セラチアなどである[1]．

---

* Kakuta Risako, 〒980-8574 宮城県仙台市青葉区星陵町1-1 東北大学耳鼻咽喉・頭頸部外科，助教

表 1. 主な医療関連感染の原因微生物

細菌	ウイルス
グラム陽性菌	インフルエンザウイルス
黄色ブドウ球菌（MRSA を含む）	新型コロナウイルス
コアグラーゼ陰性ブドウ球菌	ノロウイルス
エンテロコッカス属菌（VRE を含む）	ロタウイルス
などの連鎖球菌	アデノウイルス
グラム陰性菌	サイトメガロウイルス
腸内細菌（ESBL 産生菌，CRE を含む）	肝炎ウイルス
セラチア属菌	HIV
緑膿菌	麻疹，風疹，水痘・帯状疱疹
アシネトバクター属菌	ムンプス
嫌気性菌	
クロストリジオイデス・ディフィシル	
抗酸菌	
結核菌	
真菌	**原虫**
カンジダ属菌	赤痢アメーバ
アスペルギルス属菌	
接合菌	

ESBL：extended-spectrum β-lactamase, CRE：Carbapenem-resistant enterobacte-riaceae

（文献 1 より一部改変・転載）

医療関連感染の主な原因としては，上記のような原因菌の存在，カテーテルや人工呼吸器などの医療機器の使用，医療従事者の手指衛生の不足，感染対策（隔離措置，消毒，清掃）不足，宿主の免疫力低下，不適切な抗菌薬の使用，環境衛生の不足などが挙げられる[5]．

標準予防策と感染経路別感染予防策

1．標準予防策（standard precautions）

医療従事者は，病原微生物の伝播を防ぐために標準予防策を行う必要がある．標準予防策は米国CDC で示されたもので，すべての患者の血液，汗を除く体液，分泌物，排泄物，健常ではない皮膚，粘膜は感染性があるものとして対応することであり[3]，具体的な内容としては表2に示した．ここでは，耳鼻咽喉・頭頸部外科診療の中で特に重要と考えられる手指衛生，個人防護具，呼吸器衛生，患者に使用した機器の取り扱いについて詳しく述べる．

1）手指衛生

手指衛生は，5つのタイミング（① 患者への接触前，② 清潔操作の前，③ 血液・体液に曝露された恐れのある時，④ 患者への接触後，⑤ 患者周囲

表 2. 標準予防策

- ・手指衛生
- ・個人防護具の使用
- ・呼吸器衛生・咳エチケット
- ・患者ケアに使用した器材・器具・機器の取り扱い
- ・周辺環境整備およびリネンの取り扱い
- ・患者配置
- ・安全な注射手技
- ・腰椎穿刺時の感染予防策
- ・血液媒介病原体曝露防止

（文献 1 より引用）

環境への接触後）で行う必要がある[3]．手指衛生の種類として，擦式アルコール手指消毒薬による手指消毒と石けんと流水による手洗いがある．前者は，目に見える汚れがないときに用い，後者は，目に見える汚れがあるときやアルコールに抵抗性のある微生物が検出されている患者接触後に行う．擦式アルコール手指消毒薬は，ウイルスを含む多くの微生物数を除去でき，短時間で効果が得られる．ただし，目に見える汚染がある場合，嘔吐・下痢のある患者にふれたとき，ノロウイルス，ロタウイルス，セレウス菌，クロストリジオイデス・ディフィシルなどアルコール消毒に抵抗性がある微生物が想定される場合は，石鹸と流水による手洗いが必要となる[3]．

表 3. 感染経路別予防策を必要とする感染症・微生物と主な感染対策

経路別予防策	感染症・微生物	主な感染対策
空気感染予防策	結核, 麻疹, 水痘	N95 マスクの着用
飛沫感染予防策	インフルエンザ, マイコプラズマ肺炎, 百日咳, 流行性耳下腺炎, 風疹など	サージカルマスクの着用
接触感染予防策	CD 腸炎, MRSA, 多剤耐性緑膿菌, 多剤耐性アシネトバクター, ESBL 産生腸内細菌, カルバペネム耐性腸内細菌など	手袋, ガウンの着用

(文献 1 より一部改変)

2）個人防護具

個人防護具には，手袋・マスク・エプロン・ガウン・ゴーグル・フェイスシールドなどがあり，血液や体液，分泌物，排泄物，粘膜，健常ではない皮膚に接触する際に，状況に応じて選択して使用する[3]．手袋は，ある患者の処置から別の患者の処置に移る前，同じ患者でも処置ごとに交換する．手袋使用直後，汚染されていない物品や環境表面に触れる前には手袋を外し，必ず手指衛生を行う．手袋には微小な穴があいており，使用中に破れることもあるので注意が必要である．マスク・ゴーグル・フェイスシールドは，眼や鼻，口の粘膜を防護するために使用する．エプロン・ガウンは，衣服の汚染を防ぎ，血液や体液の曝露から医療従事者の皮膚・着衣を守るために着用する．

3）呼吸器衛生

呼吸器感染の徴候がある患者には，咳やくしゃみのときは，ティッシュペーパーで口と鼻を覆ってもらい，使用したティッシュペーパーはすぐに捨ててもらう．呼吸器分泌物に触れた後には手指衛生を行う．可能な限りサージカルマスクを着用するなどの対策を行う．

4）患者に使用した機器の取り扱い

血液や体液で汚染した器材・器具・機器は，皮膚や衣服，環境を汚染しないように取り扱う．また，再使用する器材類は，他の患者ケアに安全に使用できるように，適切な洗浄・消毒・滅菌を選択し再処理してから使用する必要がある[3]．

2．感染経路別予防策

標準予防策のみでは感染経路を完全には遮断しきれない状況において追加的に実施されるのが感染経路別予防策である[5]．感染経路別予防策には，感染経路に応じて空気予防策，飛沫予防策，接触予防策の主に3種類がある．対象となる感染症・微生物に加えて主な感染対策を表3に示した．空気感染とは，微生物を含む5 μm 以下の飛沫核が，長時間空中を浮遊し空気の流れによって広範囲に拡散し，その飛沫核を感受性のある人が吸入し感染することである．感染している患者が咳やくしゃみ，会話などで放出した飛沫から水分が蒸発し，飛沫核となる．空気感染の主体は飛沫核であり，飛沫感染の主体は飛沫である．空気感染予防策としては，独立空調で陰圧管理の個室管理が原則であり，患者病室に入るときは，N95 微粒子用マスクまたはそれ以上の高レベル呼吸器防護用具を着用する必要がある．飛沫予防策としては，患者の個室収容が望ましく，医療従事者や面会者は入室の際はサージカルマスクの着用が必要となる．接触感染とは，医療関連感染でもっとも重要で，頻度の高い感染経路である．接触の形態として，患者から微生物が直接伝播する直接接触感染と，微生物汚染したものや人を介して伝播する間接接触感染とがある[3]．接触予防策としては，患者は個室収容が望ましく，患者や患者周辺環境へ触れる際には，手袋，ガウンを着用し，退出時に外し手指衛生を行う．また，患者ケアに使用する器具(血圧計，体温計，聴診器など)は患者専用にするのが望ましい[3]．

耳鼻咽喉・頭頸部外科診療の特徴

耳鼻咽喉・頭頸部外科では，多様かつ特殊な医療機器を使用する．鼻鏡，耳鏡，舌圧子，内視鏡，鼻・耳用の鑷子や鉗子，フレンツェル眼鏡などは外来診療においては欠かせない機器であり，多くの診療場面で使用する．これらの機器は，患者に直接接し，鼻腔や口腔の診察においては粘膜面にも接する．また，頸部や口腔内の診察の際には用手的な触診を行うこともしばしばある．すなわ

ち，耳鼻咽喉・頭頸部外科における外来診療にお いは，標準予防策を必要とする粘膜に触れる機会 が多くある．また，外来診療においても病棟診療 においても診察は専用の共用の診療ユニットで行 われ，患者が入れ替わるスタイルでの診療となる ために，患者から患者への微生物の伝播がしやす い診療スタイルであることも意識する必要があ る．さらに，耳鼻咽喉・頭頸部外科では，上気道 を扱うことから，医療従事者や周囲環境が飛沫に 曝露しやすいという特徴もある．新型コロナウイ ルス流行時期は，耳鼻咽喉・頭頸部外科領域の多 くの手技（内視鏡，鼻科手術，咽喉頭手術，耳科手 術など）は，aerosol generating procedures （AGP）として緊急時以外の処置は控えるよう注 意喚起された[6]．これらのことから，耳鼻咽喉・ 頭頸部外科での感染対策は診療科の特徴を踏まえ たうえで行うことが必要であると考えられる．

耳鼻咽喉・頭頸部外科における医療関連感染対策

医療環境内で起こる病原体の伝播の最大の原因 は，医療従事者の手を介したものであるといわれ ている．耳鼻咽喉・頭頸部外科においても微生物 の伝播の予防として標準予防策が基本となり，中 でも重要なのが手指衛生である．

医療従事者の手を介した病原体の感染経路とし て，患者皮膚や周囲環境からケアにより医療従事 者の手指に病原体が移動し，手指衛生が不十分で ある場合，汚染された手指で別の患者や環境に接 触することで伝播する[3]．自分自身を病原体から 守るため，さらに，手指を介した院内での伝播や 拡散を防ぐために手指衛生が必要となる．

ヒトの皮膚常在菌として代表的なのは，コアグ ラーゼ陰性ブドウ球菌，コリネバクテリウム属 菌，プロピオニバクテリウム属菌，アシネトバク ター属菌などがあり，これらの菌は皮膚深部に存 在し，手指衛生で除去しきるのは難しい．それに 対し，通過菌である大腸菌や緑膿菌，カンジダ属 菌などは，患者や環境との接触によって一時的に 付着するため手指衛生により除去可能である．

耳鼻咽喉・頭頸部外科では，患者ケアに使用す る機器の種類は多く，再利用する機器は素材に応 じた消毒・滅菌を行い次の患者に使用する．診療 ユニットなど，患者がよく触れる環境表面は頻回 に清掃，消毒を行う．

以下では，特に耳鼻咽喉・頭頸部外科の特徴を 踏まえたうえでの感染対策として注意すべき点を 当科での取り組みおよび具体的な事例も含めて紹 介する．

1．診療機器の取り扱い

診療で使用する鼻鏡，耳鏡，舌圧子，鉗子など の器具は滅菌し個包装にし，症例毎に必要時開封 し使用している（図1-a）．また，飛沫やエアロゾ ルは1～2 m以内に落下するといわれていること から，診察ユニット付属の器械台には原則的に診 察器具を置かず，患者の飛沫やエアロゾルが届き にくい後方の離れたスペースに設置している．内 視鏡は，運搬や使用前の待機時や使用後の汚染を 避けるため，使用前後はナイロンのカバーで覆 い，待機，運搬するようにしている（図1-b）．我々 が行った調査では，MRSAが気道や耳漏から検出 されている症例に使用した内視鏡や耳鏡から MRSAが検出されることを実際に確認している． このようにMRSAは，接触により容易に医療機 器にも伝播する．このため，使用前後の医療機器 の運搬や処理時にも手指衛生や個人防護用具の着 用が必要であると考える．

2．飛沫やエアロゾル発生手技時の対策

内視鏡検査や気道からの吸引，気管孔処置など では，咳嗽反射により飛沫やエアロゾルの発生を 伴うことが多いため，フェイスシールド，ガウン， 手袋など個人防護具を着用している．

3．診療環境

外来診療や病棟診療においては，患者が入れ替 わりながらユニットでの診察を行うことになる． 特に，病棟診療では患者使用前後に第4級アンモ ニウム塩による環境クロスまたはアルコールシー トでユニット清拭を行っている．

上記1～3は基本的に，微生物の検出や耐性菌の

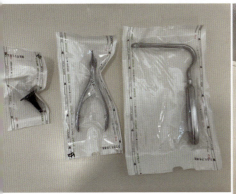
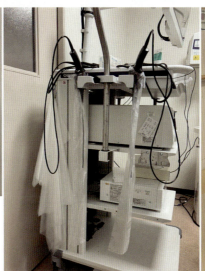
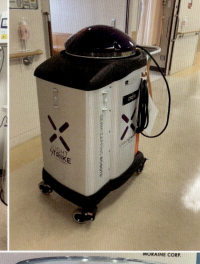
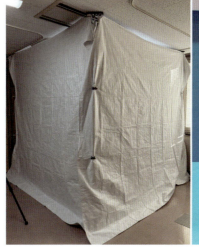
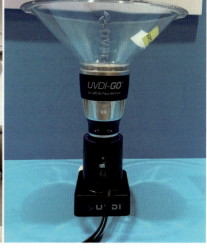

図 1.
 a：オートクレーブ滅菌，個包装された診療器具
 b：使用前の内視鏡
 c：パルスドキセノン紫外線照射ロボット
 d：遮蔽システム UVC コンテインメントユニット（UVCCU）
 e：ハンディタイプの紫外線照射装置

有無にかかわらず，すべての診療場面において行う必要がある．

耳鼻咽喉・頭頸部外科で問題となる微生物 MRSA について

微生物の種類の観点からは，表 1 に挙げた微生物の中で耳鼻咽喉・頭頸部外科において特に問題となるのは MRSA であろう．過去にも頭頸部外科病棟における MRSA アウトブレイク事例が報告されている[7]．我々が東北大学病院で行った耳鼻咽喉・頭頸部外科における過去 10 年間の血流感染症 54 例の調査では，原因菌としてもっとも多かったのは MRSA（26.9%）であり，感染の原因としてはカテーテル関連血流感染症（38.8%）がもっとも多かった[8]．ひとたび黄色ブドウ球菌菌血症をきたすと，死亡率は，1 か月後 18.1%，3 か月後 27.0%，1 年間では 30.2% となり，高いといわれている[9)10]．さらに，菌血症が 10 日以上続くと 45% で遠隔感染巣（感染性心内膜炎，化膿性脊椎炎，腸腰筋膿瘍など）を合併し，予後不良となることから，厳重な注意が必要である．

MRSA は，医療従事者の手指汚染により患者へ伝播するといわれている．米国で行われた検討では，集中治療室で患者ケア前後の医療従事者の手，医療環境（高頻度接触面），患者体表面から検出された 413 株の MRSA の全ゲノム解析を行ったところ同系統の株 USA300 が 38%，USA100 が 52% で検出されており，これらの株は患者，医療環境，医療従事者間で広がっているであろうことを報告している[11]．また，この報告では，患者ケ

ア前の医療従事者からMRSAが検出されており，医療従事者自身がMRSAの媒介者となりうることも示している．

MRSAの伝播を防ぐためにMRSAの感染源となりうる保菌者や感染者に対して，接触感染予防策が実施される．MRSAの保菌や感染が判明している場合には，個室隔離，患者や周囲環境に触れる際の個人防護具の着用，ケアに使用する器具は個人専用とするなどの対策が行われることが望ましい[3]．しかしながら，すべての患者や医療従事者のMRSAの保菌状況が明らかではないため，実際には手指衛生をはじめとする標準予防策の徹底が院内におけるMRSAの伝播を防ぐ有効な手段となる[12]．

MRSAは接触感染が主であり呼吸器感染を起こしている例を除くと飛沫感染のリスクは低いといわれている．MRSAは，ヒトの鼻粘膜，口腔内，皮膚などに保菌されていることが多く，耳鼻咽喉・頭頸部外科では，前述したように診察時に飛沫やエアロゾルを発生する頻度は他科に比べてかなり高く，医療従事者のみならず医療環境にも飛沫やエアロゾルを介して微生物が伝播している可能性が考えられる．医療従事者自身の対策としては，手指衛生や個人防護用具の着用などの対応が主となるが，それに加えて環境消毒も有効である可能性が期待される．次の項目では，実際に我々が行った耳鼻咽喉・頭頸外科病棟での環境調査と環境消毒についても述べさせていただく．

環境消毒について

医療環境における高頻度接触面は医療関連感染の発生源の一つともいわれている[4]．実際に薬剤耐性菌は環境表面で数日から数週間生存可能であり，医療環境表面（病室や医療機器の表面など）はMRSA，VRE，多剤耐性緑膿菌などの薬剤耐性菌伝播の媒介物となる[13]．それに対して，近年病室内の環境表面における微生物を減少させるために人手による病室内環境の清掃・消毒のみならず，人手によらない非接触式の環境消毒法・技術が注

目されている．具体的には，紫外線照射装置，蒸気化過酸化水素水発生装置，銅，銀やシャークレット（サメ肌構造）といった自己消毒性の特徴をもつ物質，消毒効果のある高輝度狭帯域光という発光ダイオードからの特殊な可視光を利用したものなどが研究開発されている[13]．

我々は，耳鼻咽喉・頭頸部外科病棟においてMRSAの水平伝播と考えられた事例に対し，環境消毒法として，紫外線C波（UV-C）による紫外線照射装置を使用したので，その経験を紹介させていただく．

某年，耳鼻咽喉・頭頸部外科病棟で複数例の入院患者からMRSAが検出され，そのうち複数例が同じPOT（PCR-based ORF Typing）型であることが判明した．すなわち，水平伝播が疑われた．本事例に対し，医療従事者の感染対策の強化に加えて，耳鼻咽喉・頭頸部外科病棟の環境調査と紫外線照射装置による環境消毒を行った．

環境調査は，病棟の共用スペースである処置室と該当患者病室内の高頻度接触面を中心に行った．その結果，処置室のユニット足台と床，該当患者処置後のイス，患者病室から水平伝播株と同じPOT型のMRSAが検出された．これらのことから，水平伝播株は患者使用により医療環境にも伝播していることが示唆された．このような状況を踏まえ，病棟処置室において，院内で保有するパルスドキセノン紫外線照射ロボット「ライトストライク」（テルモ，日本．図1-c）により紫外線照射を行ったところ，照射後の環境調査ではMRSAが消失していることが確認された．医療環境の清掃や消毒は，人手による清掃がメインとなることはこれまで通り変わらないが，環境クロスによる清掃が行き届きにくい床などの環境消毒に補助的に使用することで有用である可能性がある．

一方，紫外線は人体に有害であることから，使用場面が限られ，病床での使用は個室に限定されてしまうことが課題となる．最近，多病床において使用可能な，遮蔽システムUVCコンテインメントユニット（UVCCU）が開発されている（モ

レーンコーポレーション). UVCCU は, 病床を図 1-d のように覆い, 内部で照射可能な紫外線を遮蔽するシステムである. 我々は実際に, UVCCU 内で UV-C による紫外線照射装置 UVDI-360(モレーンコーポレーション)を用いて, MRSA の除菌効果の評価を行った. その結果, UVCCU ありが紫外照射の反射効果があるため, UVCCU なしに比べて有意に MRSA の発育が抑制されるとの結果であった. さらに, ユニット外の紫外線線量も人体に影響を及ぼす線量ではないことも確認した. このことから, UVCCU は, 多病床での薬剤耐性菌の保菌や感染者の退院時清掃および除菌に有用である可能性が示唆された.

最近, ハンディタイプの紫外照射装置も発売されており(モレーンコーポレーション), 上記の紫外線照射装置より安価であること, コンパクトで持ち運びやすいということ, 照射時間はわずか10秒であり, 特定の器具や PC のキーボードなど限定された領域での消毒に有用であることが期待される(図 1-e).

紫外線照射は, どの施設でも保有しているわけではないこと, 遮蔽が必要であること, 使用には労力を伴うことなどから, 環境消毒としてはこれまで通り人手による清掃がメインとなり使用患者や使用場面に応じて紫外線照射を補助的に活用することが望ましいと考えられる.

まとめ

耳鼻咽喉・頭頸部外科診療における医療関連感染対策として, 標準予防策がまず基本となり, 中でも手指衛生, 個人防護具, 呼吸器衛生, 機器の取り扱いは特に重要である. 耳鼻咽喉・頭頸部外科では, 多くの医療機器を使用し, 診察時に飛沫やエアロゾルを発生する可能性がある上気道を扱うことや, 特殊な診療ユニットを使用するなどの特徴がある. このような, 診療スタイルを踏まえたうえでの医療感染対策を行うことが望ましい. また, 環境消毒法の一つとして紫外線照射装置は耳鼻咽喉・頭頸部外科領域でも有用である可能性

が期待される.

参考文献

1) 矢内　充：院内感染(医療関連感染). J Nihon Univ Med Ass, **76**(3)：121-124, 2017.

2) 2007 Guideline for Isolation Precautions：Preventing Transmission of Infectious Agents in Healthcare Settings. https://www.cdc.gov/infection-control/hcp/isolation-precautions/index.html

3) 日本環境感染学会教育ツール Ver. 3(感染対策の基本項目改訂版). http://www.kankyokansen.org/modules/education/index.php?content_id=5

4) Russo C, Bartolini D, Corbucci C, et al：Effect of a UV-C Automatic Last-Generation Mobile Robotic System on Multi-Drug Resistant Pathogens. Int J Environ Res Public Health, **18**：13019, 2021.

5) 矢野邦夫：イラストレイテッド感染制御　医療従事者のためのルール＆メソッド. リーダムハウス, 2023.

6) 新型コロナウイルス感染症(COVID-19)への対応について(日本耳鼻咽喉科頭頸部外科学会ホームページ). https://www.jibika.or.jp/modules/guidelines/index.php?content_id=1

7) 黒川友哉, 留守卓也：頭頸部外科病棟における MRSA アウトブレイクと感染予防策. 日耳鼻感染症エアロゾル会誌, **5**(1)：33-37, 2017.
   Summary 頭頸部外科病棟での MRSA アウトブレイク事例とそれに対する感染対策について述べられている.

8) Kitaya S, Kakuta R, Kanamori H, et al：Clinical and Epidemiological Characteristics of Bloodstream Infections in Head and Neck Cancer Patients：A Decadal Observational Study. J Clin Med, **11**：4820, 2022.
   Summary 東北大学耳鼻咽喉・頭頸部外科における血流感染症患者は頭頸部腫瘍患者が多く, 原因菌は MRSA が最多であり, 感染原因はカテーテル関連血流感染症が最多であった.

9) van Hal SJ, Jensen SO, Vaska VL, et al：Predictors of mortality in *Staphylococcus aureus* Bacteremia. Clin Microbiol Rev, **25**：362-386, 2012.
   Summary 黄色ブドウ球菌菌血症の10〜30%は菌血症が原因で死亡する. 高齢であれば死亡率は2倍となる.

10) Bai AD, Lo CKL, Komorowski AS, et al：*Staphylococcus aureus* bacteraemia mortality：a systematic review and meta-analysis. Clin Microbiol Infect, **28**：1076-1084, 2022.

Summary 黄色ブドウ球菌菌血症の死亡率は30年間で減少傾向であるが，4人に1人は3か月以内に死亡している．

11) Popovich KJ, Green SJ, Okamoto K, et al：MRSA Transmission in Intensive Care Units：Genomic Analysis of Patients, Their Environments, and Healthcare Workers. Clin Infect Dis, **72**：1879-1887, 2021.

12) MRSA 感染症の治療ガイドライン作成委員会（編）：MRSA 感染症の治療ガイドライン―改訂版―2019.

13) 金森　肇：ココが知りたい　紫外照射による環境消毒―医療現場で使いこなすコツ―. ヴァンメディカル，2022.

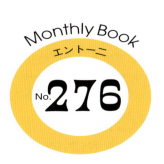

Monthly Book
ENTONI
No. 276

好評増大号!!

MB ENTONI No.276　2022年10月　増大号
192頁　定価 5,280円（本体 4,800円＋税）

耳鼻咽喉科頭頸部外科 見逃してはいけないこの疾患

編集企画　金沢大学教授　吉崎智一

見逃してはならないポイント、見逃さないための必要な知識・適切な判断など、経験豊富な執筆陣により症例を提示しながら解説。実際の外来で患者を目の前にした耳鼻咽喉科医が的確な診療を行うための必携の特集号。

☆ CONTENTS ☆

Ⅰ．耳領域
　外耳道癌
　OMAAV
　聴神経腫瘍
　Auditory Neuropathy
　好酸球性中耳炎の診断、感音難聴の進行と治療
　持続性知覚性姿勢誘発めまい（PPPD）
　先天性サイトメガロウイルス感染症
　ランゲルハンス細胞組織球症

Ⅱ．鼻領域
　鼻腔腫瘍
　鼻性 NK/T 細胞リンパ腫
　副鼻腔嚢胞
　上顎洞血瘤腫
　ウイルス性嗅覚障害
　REAH（呼吸上皮腺腫様過誤腫）
　浸潤性副鼻腔真菌症

Ⅲ．口腔・咽頭・喉頭領域
　上咽頭癌
　中咽頭癌
　発声障害
　声帯運動障害
　川崎病
　声門下狭窄症

Ⅳ．顔面・頸部領域
　嚢胞性リンパ節転移
　唾液腺腫脹
　急性甲状腺炎

Ⅴ．その他
　多発性脳神経障害を伴う Hunt 症候群

←詳しくはこちらを check！

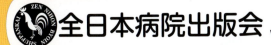
全日本病院出版会
〒113-0033 東京都文京区本郷 3-16-4　Tel：03-5689-5989
www.zenniti.com　　　　　　　　　　 Fax：03-5689-8030

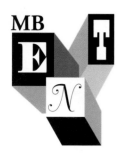

◆特集・手元に1冊！　抗菌薬の適正使用ガイド

耳鼻咽喉・頭頸部外科領域における滅菌と消毒
—内視鏡を中心に—

鈴木由希*

Abstract 耳鼻咽喉・頭頸部外科の診療は，患者の耳や鼻，のどなどに医療者が接近して行うことが多く，飛沫に汚染されやすいという特徴がある．使用される器具も耳鏡や鼻鏡など細く内腔のある形状のものが多く，耳漏や鼻汁，唾液などの体液に汚染されやすい．また，外来や病棟の処置室などで使用する耳鼻咽喉科内視鏡は，他の内視鏡（消化器内視鏡など）に比べて使用頻度が高い．これらの環境・器具などを介した患者・医療者を病原微生物の感染から守るためには，適切に消毒薬の特性・滅菌技術を熟知し実施する必要がある．
　医療器具はスポルディングの分類により要求される滅菌・消毒のレベルが決定される．クリティカル・セミクリティカル・ノンクリティカルの3つのグループがあり，感染を起こした場合の重篤性に基づいた分類である．それぞれの場面で使用される医療器具がどのような滅菌・消毒工程が必要とされるのか，また日常的に行っている器具の消毒の質が保証されているか，定期的に検証することも必要である．

Key words 滅菌と消毒(sterilization and disinfection)，耳鼻咽喉科内視鏡(otorhinolaryngological endoscope)，高水準消毒薬(high-level disinfectant)，スポルディング分類(Spaulding's classification)，感染対策(infection control)

はじめに

感染が成立するには，病原微生物の存在とその量，感受性のある宿主，そして感染経路の存在が必要である．医療機関では，普遍的な感染対策として標準予防策が，また薬剤耐性菌やウイルス性疾患など特定の微生物が感染している患者に対しては感染経路別予防策が追加的に実施されるが，そのどちらにおいても滅菌と消毒は極めて重要な役割を担っている．

本稿では，安全な医療を提供することにおいて必要不可欠であり，感染制御の中で重要な役割を担う滅菌と消毒について，耳鼻咽喉・頭頸部外科（以下，耳鼻咽喉科）の特性を踏まえ考えてみたい．

耳鼻咽喉科診療の特徴

耳鼻咽喉科の診療は，医療者が患者と至近距離に接近することが多く，咳や会話などによる飛沫に曝露されやすい．また，鼻出血処置などでは体液や血液を浴びてしまうこともある．診察環境についても，診察台のすぐ横に診療ユニットがあり，スプレーノズルや，耳鏡，鼻鏡といった器具類，耳鼻咽喉科内視鏡，電子カルテなど様々なものが配置されており，体液や血液で汚染されるリスクがある．

耳鼻咽喉科を受診する患者の診察部位からはブドウ球菌属をはじめ，様々な細菌が検出される[1]．一方で，微生物が周囲の環境に付着した場合，多くは長時間にわたって定着することも報告されている（表1）[2,3]．したがって，これらの微生物の伝

---

* Suzuki Yuki, 〒634-8521 奈良県橿原市四条町840　奈良県立医科大学微生物感染症学講座，助教

表 1. 環境表面における各種細菌とウイルスの生存期間

細菌	
Staphylococcus aureus, including MRSA	7 日～7 か月
Streptococcus pneumoniae	1～20 日
Streptococcus pyogenes	3 日～6.5 か月
Escherichia coli	1.5 時間～16 か月
Haemophilus influenzae	12 日
Helicobacter pylori	≦90 分
Klebsiella spp.	2 時間～30 か月
Mycobacterium tuberculosis	1 日～4 か月
Pseudomonas aeruginosa	6 時間～16 か月；on dry floor：5 weeks
ウイルス	
Adenovirus	7 日～3 か月
Herpes simplex virus, type 1 and 2	4.5 時間～8 週間
Norovirus and feline calici virus（FCV）	8 時間～7 日
Coxsackie virus	2 週間以上
Influenza virus	1～2 日
SARS-CoV-2	72 時間以上

（文献 2，3 より）

播による感染症を引き起こさないためにも，診療環境を適切に管理することが重要といえる．

滅菌法と消毒薬

1．医療機関で用いられる滅菌方法

無菌とはすべての微生物が存在しない絶対概念であり，滅菌は，無菌性を達成するための行為またはプロセスである[4]．滅菌法には物理的な方法と化学的な方法があるが，各方法の長所と短所を理解し，被滅菌物の性質に応じて適切な方法を選択していく必要がある．

1）物理的方法―高圧蒸気滅菌（オートクレーブ）―

高圧蒸気滅菌（オートクレーブ）は，世界でもっとも多く用いられている滅菌法である．熱を使用するため，比較的安価に実施することができ，残留毒性などの副作用が少ないのが特徴である．滅菌条件の例としては，121℃・15 分や，134℃・3分などが用いられている．しかし，湿熱による熱変質があるため非耐熱性の医療器具に用いることはできない．

2）化学的方法―ガス滅菌―

エチレンオキサイド，過酸化水素ガス，低温蒸気ホルムアルデヒドなどを用いる方法がある．どの方法も比較的低温で滅菌処理を実施することが

できるが，滅菌工程が長時間に及ぶことや残留毒性の問題がある．消化器内視鏡や気管支鏡，生検など観血的処置が必要な耳鼻咽喉科内視鏡は，エチレンオキサイドガス滅菌が選択されることもあるが，管腔構造を有する内視鏡は水分残留により滅菌剤が吸着し，十分な滅菌保証が得られない場合があるため注意が必要である．

2．消毒薬の分類

消毒薬は，その抗菌スペクトルに応じて高水準消毒薬，中水準消毒薬，低水準消毒薬の 3 つに分類される（図 1）[4][5]．

1）高水準消毒薬

消毒薬の中でもっとも広い抗微生物スペクトルを有し，大量の芽胞を除き，真菌，ウイルスをはじめとした多くの微生物を殺滅させることができるものが高水準消毒薬に分類される．化学的滅菌剤とも呼ばれ，これに属する代表的な消毒薬として，グルタラールアルデヒド，フタラール，過酢酸が挙げられる．これらは，殺菌作用も強いが人体毒性も同時に強く，生体の消毒には使用できず，主に内視鏡の消毒に用いられる消毒薬である．なお，消毒薬を吸い込んだり粘膜に付着することにより強い刺激性を有し，化学熱傷を引き起こす危険性がある．取り扱う際には，手袋，マスクやゴーグル，ガウンなど個人防護具を装着し，

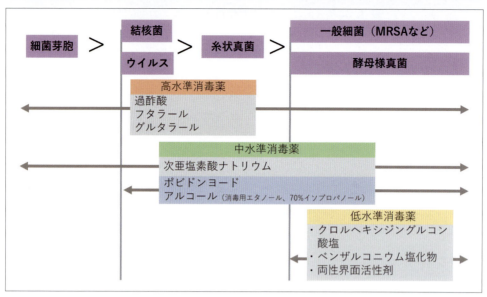

図 1. 消毒薬の抗微生物スペクトル

曝露防止に努める必要がある.

２）中水準消毒薬

　芽胞を形成する細菌以外，ほとんどのウイルス，真菌を死滅させられるものが中水準消毒薬である．代表的なものとして，生体消毒に用いるアルコール製剤やポビドンヨード，環境や物品消毒に用いられる次亜塩素酸ナトリウムが挙げられる．アルコール製剤は，76.9〜81.4vol%含有のエタノールが一般細菌に対してはもっとも消毒効果が高い．ポビドンヨードは，手術部位の皮膚や創傷部位など生体の様々な部位に用いられる消毒薬であるが，速効性はなく消毒効果を発揮するまでに数分程度の時間を要する．

３）低水準消毒薬

　ほとんどの栄養型細菌，一部のウイルス，一部の真菌を死滅させる消毒薬である．代表的なものとして，第四級アンモニウム塩である塩化ベンザルコニウムや塩化ベンゼトニウム，グルコン酸クロルヘキシジン，両性界面活性剤がある．これら低水準消毒薬は，消毒薬の継ぎ足しや不適切な濃度管理，保管などによって消毒薬自体の細菌汚染が報告されているため[6)7)]，管理，使用には注意が必要である．

　これらの消毒薬を使用する場合，作用時間・消毒薬の濃度・温度・pH・有機物の存在などが消毒効果に大きく影響する．これらの因子が十分に整った場合にのみ消毒効果が発揮できることを念頭に置く必要がある．具体的には，推奨される消毒時間と濃度を守ること，消毒前に対象物を十分洗浄して有機物を除去すること，消毒薬残留による障害を防ぐため，十分なすすぎを行うこと，消毒薬の使用期限・保管方法を守ること，などが挙げられる．

医療器具のスポルディング分類

　1968 年に Spaulding は，感染を起こした場合のインパクトによって医療現場で使用される器具や物品をカテゴリー化し，医療器具に必要な滅菌または消毒レベルの分類法である「スポルディング分類」を考案した[8)]．この分類では，医療器具をクリティカル，セミクリティカル，ノンクリティカルの 3 つカテゴリーに分類し，それぞれ要求される滅菌・消毒のレベルが定められてる(表 2)．

　クリティカルに分類される医療器具は，人体の無菌的な部位に挿入されるものであり，手術用のメスや血管内カテーテル，尿道留置カテーテルなどがあり，滅菌が要求される．セミクリティカルに分類されるものは，粘膜または正常でない皮膚に触れるもので，耳鏡や鼻鏡，耳鼻咽喉科内視鏡など多くの耳鼻咽喉科診療器具がこのカテゴリー

表 2. 耳鼻咽喉科診療を想定した物品のスポルディング分類の例

分類	用途	要求される滅菌レベル	耳鼻咽喉科診療で想定される器具
クリティカル (critical items)	無菌の組織や血管内に直接挿入されるもの	滅菌	手術器具（鉗子，攝子などの鋼製小物），注射針，生検鉗子など
セミクリティカル (semi-critical items)	粘膜や正常でない皮膚に接触するもの	高水準消毒もしくは中水準消毒による消毒	内視鏡，耳鏡，鼻鏡，舌圧子鉗子類，スプレーノズルなど
ノンクリティカル (non-critical items)	正常な皮膚に接触するもの	低水準消毒薬による消毒，もしくは洗浄や清拭	診察ユニットおよび周辺環境，コンピューターキーボードやマウスなど

表 3. 高水準消毒薬の種類と特徴

消毒薬	使用濃度	接触時間	特徴と注意点
グルタラール	2～3.5%	10 分以上	・芽胞を含むすべての微生物に有効だが，大量の芽胞を死滅させるには長時間の接触が必要 ・材質を傷めにくい ・緩衝剤を添加して，消毒薬を活性化する必要がある ・蒸気には粘膜刺激性があり，皮膚に付着すると化学熱傷を起こす
フタラール	0.55%	10 分間	・大量の芽胞を死滅させるにはグルタラール以上の接触時間を要する ・蒸気には粘膜刺激性があり，皮膚などに付着すると化学損傷を生じる ・蒸気が眼や呼吸器系の粘膜を刺激する
過酢酸	0.30%	5 分	・芽胞を含むすべての微生物に有効である ・金属腐食性がある ・有機物によって不活化されにくい ・強い刺激臭と粘膜刺激性がある

に入る．ノンクリティカルに分類されるものは，体温計や聴診器など正常な皮膚に触れるもの，医療環境全盤がこれにあたる．耳鼻咽喉科診療ユニットも，患者の体液や血液が飛散し，汚染されるリスクが高いため，定期的な清掃と消毒により清潔保持することに努める必要がある．

耳鼻咽喉科内視鏡消毒の概論

これまで内視鏡の洗浄・消毒のエラーが原因だと考えられるアウトブレイク事例は，*Helicobacter pylori* や緑膿菌，結核菌などを原因微生物として消化器内視鏡や気管支鏡を中心に報告されている[9)~11)]．なかでも 2015 年に米国で起こった消化器内視鏡を介するカルバペネム耐性腸内細菌科によるアウトブレイクが報告され[12)13)]，この事案をきっかけに，国内でも内視鏡の適切な消毒・滅菌を含む管理が強く求められるようになった．

本邦における内視鏡の感染制御については，2013 年に日本環境感染学会，日本消化器内視鏡学会，日本消化器内視鏡技師会が刊行した「消化器

内視鏡の感染制御に関するマルチソサエティ実践ガイド」[14)]，日本消化器内視鏡学会により「消化器内視鏡の洗浄・消毒標準化にむけたガイドライン」[15)] が作成されており，それぞれの施設においてこれらのガイドラインを遵守したマニュアルに沿って再利用処理が行われている．耳鼻咽喉科内視鏡の再利用手順いついては，2016 年に日本耳鼻咽喉科学会により「耳鼻咽喉科内視鏡の感染制御に関する手引き」[16)] が刊行された．

耳鼻咽喉科で使用される内視鏡は，鼻腔，咽頭，上気道などといった粘膜に接するためスポルディングの分類はセミクリティカルに属し，高水準消毒かそれ以上の消毒レベルが要求される．また，観血的な処置を伴うことがあるため滅菌が必要とされる場面もあるが，耳鼻咽喉科内視鏡は耐熱性がなく熱水や水蒸気による滅菌ができないことから，高水準消毒薬であるグルタラールアルデヒドやフタラール，過酢酸などを用いた消毒が実施される．表 3 に内視鏡消毒に汎用される高水準消毒薬の特徴と注意点をまとめた．

耳鼻咽喉科内視鏡消毒の実際

内視鏡技術の進歩により，診断や治療，処置などといった場面や，病院やクリニック，診療所など，様々な医療機関において内視鏡が使用されるようになった．なかでも耳鼻咽喉科内視鏡は，絶食や下剤投与など特別な処置を必要としないため，消化器系や呼吸器系よりも使用頻度が高くなる．しかしながら，高額な機器でもあるため，それぞれの医療機関が保有できる台数に限りがあるのが現状である．そのため，多くの患者の検査を実施するには，短時間に確実で安全な内視鏡の消毒・滅菌処理を行い，次の患者に使用することが求められる．

内視鏡は，内視鏡本体のほかにチャンネルや鉗子口，様々な操作ボタンなどが付随し，構造が複雑である．一般的に，内視鏡を使用した後，再使用処理を実施するにあたっては，洗浄，洗浄後のすすぎ，消毒，消毒後のすすぎ，乾燥と保管，といった工程が存在するが，そのすべてにおいて微生物汚染や感染のリスクが伴う．作業者の消毒薬への曝露防止や，確実で安定した消毒・すすぎ工程を保証するためにも，可能であれば自動内視鏡洗浄消毒装置を用い，医療機関においては中央化することが推奨されているが，クリニックでの使用や内視鏡使用頻度が高いことなど，それが困難な場合がほとんどである．その場合，用手によって消毒作業を行うことになるが，洗浄・消毒・乾燥の手順を標準化し，誰もが確実に実施できるようにすることが重要である．以下に，耳鼻咽喉科内視鏡の消毒工程におけるポイント[14)~16)]を述べる．

1．洗　浄（図2-A）

内視鏡検査が終了したら，できるだけ速やかに消毒作業を行う．体液などの汚染物が付着したまま長時間放置すると，乾燥により汚れがこびりつき，十分な洗浄効果が得られなくなる恐れがある．内視鏡の消毒において，洗浄は十分な消毒効果を得るためにも極めて重要な工程である．適切な濃度に調整した洗浄液（中性またはアルカリ性酵素洗剤など）で，ブラシやスポンジを用いて用手洗浄を行う．チャンネルや鉗子口などのついた内視鏡は，ブラッシングにより物理的な汚れや有機物を除去する．

2．漏水テスト（図2-B）

内視鏡の管路や表面は，治療や消毒作業により損傷が生じる恐れがある．損傷が生じると，内視鏡の内部に消毒薬が入り込み故障の原因となる．漏水テストは内視鏡を水中に浸漬して気泡が出ないか確認する方法と，加圧して圧力の減少がないか確認する方法がある．漏水テストは，内視鏡洗浄ごとに実施する．

3．消　毒（図2-C-1，2）

用手による洗浄後の内視鏡は消毒液による消毒を行う．前述のとおり，高水準消毒薬であるグルタラールやフタラール，過酢酸を使用する．ガイドラインや添付文書に定められた濃度で十分に消毒薬と内視鏡を接触させる．自動内視鏡洗浄消毒装置を用いない場合は用手での消毒作業を実施しなければならないが，その際も内視鏡のすべての管路に適切な濃度の消毒薬を送り込み，十分な接触時間を確保する必要がある．消毒が終了したら十分なすすぎを行う．すすぎ作業が不十分な場合，消毒薬が残留しアナフィラキシーショックを起こす危険性が報告されている．

また，耳鼻咽喉科においては，前述したように外来診療での使用，使用頻度の高さから，簡易型の内視鏡洗浄消毒装置が設置されている施設が多い．離れた洗浄室などに持ち運ばなくても外来の場などにおいて短時間で簡便に実施できるため有用であるが，図3のように，内視鏡の挿入部と先端を消毒液に浸漬し，洗浄・消毒するため，操作部分をはじめとした消毒液に接触しない部分が多い点に注意が必要である．内視鏡の操作部分は医療者が触れるだけでなく，患者の体液や血液で汚染される恐れがあり，アルコールなどの消毒薬による十分な清拭が必要不可欠である．

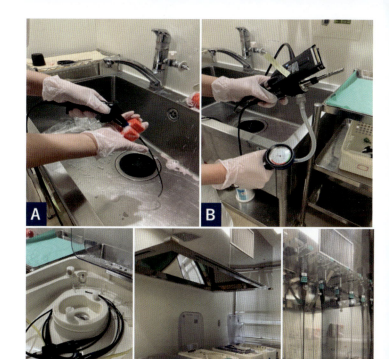

図 2.
耳鼻咽喉科内視鏡の洗浄・消毒の様子
　A：酵素洗剤を用いた用手洗浄
　B：漏水テスト
　C-1,2：高水準消毒薬を使用した自動洗浄・
　　　　消毒装置
　D：乾燥・保管

4．乾燥と保管（図2-D）

　消毒が完了した耳鼻咽喉科内視鏡は，鉗子口などの管路をアルコールでフラッシュした後，専用の内視鏡棚で保管する．内視鏡の乾燥が不十分で水分が付着した状態だと，細菌が付着し，増殖する恐れがあるため，十分に乾燥させることが重要である．

　また，滅菌とは異なり，消毒に対しては滅菌保証を確認するインジケーターが存在しないため，それぞれの工程における実施記録や，消毒薬濃度の確認，機器の定期点検が求められる．また，内視鏡の亀裂や劣化による損傷は，細菌汚染が起こりやすいことが報告されている[17]．国内ではまだ正式な見解が定まってはいないものの，内視鏡の洗浄・消毒の品質保証のため，無作為に抽出した内視鏡に対して，定期的な内視鏡培養検査を実施することが推奨されている[18)19)]．

　最近は，ディスポーザブルの内視鏡も存在する．導入するには，それ専用の光源を使用するなどコスト面でも検討が必要だが，内視鏡に関連した医療関連感染を防ぐ一助になる可能性がある．

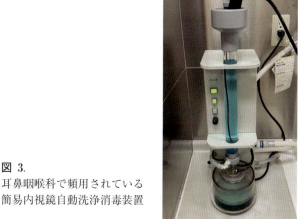

図 3.
耳鼻咽喉科で頻用されている
簡易内視鏡自動洗浄消毒装置

おわりに

　本稿では，安全な医療の提供に欠かせない滅菌と消毒について，耳鼻咽喉科の特性を踏まえまとめた．使用する医療器具の特性と，滅菌・消毒の知識や技術を適切に用いて，医療環境・器具を介した感染を限りなくゼロに近づけるよう努めていくことが求められる．

参考文献

1) Okano T, Sakamoto T, Ishikawa S, et al：Disinfection of otorhinolaryngological endoscopes with electrolyzed acid water：A cross-sectional and multicenter study. PLoS One, **17**(10)：e0275488, 2022

2) Kramer A, Schwebke I, Kampf G：How long do nosocomial pathogens persist on inanimate surfaces? A systematic review. BMC Infect Dis, **6**：130, 2006.

3) van Doremalen N, Bushmaker T, Morris DH, et al：Aerosol and Surface Stability of SARS-CoV-2 as Compared with SARS-CoV-1. N Engl J Med, **382**(16)：1564-1567, 2020.

4) 大久保憲, 尾家重治, 金光敬二(編)：〔2020年版〕消毒と滅菌のガイドライン. へるす出版, 2020.

5) CDC：Guideline for Disinfection and Sterilization in Healthcare Facilities, 2008.

6) Tena D, Carranza R, Barberá JR, et al：Outbreak of long-term intravascular catheter-related bacteremia due to *Achromobacter xylosoxidans* subspecies xylosoxidans in a hemodialysis unit. Eur J Clin Microbiol Infect Dis, **24**(11)：727-732, 2005.

7) Sautter RL, Mattman LH, Legaspi RC：*Serratia marcescens* meningitis associated with a contaminated benzalkonium chloride solution. Infect Control, **5**(5)：223-225, 1984.

8) Spaulding EH：Chemical Disinfection of medical and surgical materials. Block SS, eds：517-531, Disinfection, sterilization and preservation. Lea & Febiger, 1968.

9) Langenberg W, Rauws EA, Oudbier JH, et al：Patient-to-patient transmission of *Campylobacter pylori* infection by fiberoptic gastroduodenoscopy and biopsy. J Infect Dis, **161**(3)：507-511, 1990.

10) J Larson JL, Lambert L, Stricof RL, et al：Potential nosocomial exposure to *Mycobacterium tuberculosis* from a bronchoscope. Infect Control Hosp Epidemiol, **24**(11)：825-830, 2003.

11) Greene WH, Moody M, Hartley R, et al：Esophagoscopy as a source of *Pseudomonas aeruginosa* sepsis in patients with acute leukemia：the need for sterilization of endoscopes. Gastroenterology, **67**(5)：912-919, 1974.

12) Alrabaa SF, Nguyen P, Sanderson R, et al：Early identification and control of carbapenemase-producing *Klebsiella pneumoniae*, originating from contaminated endoscopic equipment. Am J Infect Control, **41**(6)：562-564, 2013.
   Summary 十二指腸内視鏡を介してカルバペネム耐性腸内細菌(KPC産生肺炎桿菌)が複数の患者から検出された.

13) Muscarella LF：Risk of transmission of carbapenem-resistant Enterobacteriaceae and related "superbugs" during gastrointestinal endoscopy. World J Gastrointest Endosc, **6**(10)：457-474, 2014.

14) 消化器内視鏡の感染制御に関するマルチソサエティ実践ガイド作成委員会(編)：消化器内視鏡の感染制御に関するマルチソサエティ実践ガイド(改訂版). 日本環境感染学会, 日本消化器内視鏡学会, 日本消化器内視鏡技師会, 2013年7月.

15) 日本消化器内視鏡学会(編)：消化器内視鏡の洗浄・消毒標準化にむけたガイドライン, 2018.

16) 一般社団法人日本耳鼻咽喉科学会(編)：耳鼻咽喉科内視鏡の感染制御に関する手引き. 平成28年4月28日.
   Summary 耳鼻咽喉科領域においても感染制御策が必要であり, 適切な内視鏡の管理方法について解説されている.

17) Santos LCS, Parvin F, Huizer-Pajkos A, et al：Contribution of usage to endoscope working channel damage and bacterial contamination. J Hosp Infect, **105**(2)：176-182, 2020.

18) 日本消化器内視鏡技師会内視鏡安全管理委員会(編)：内視鏡定期培養検査プロトコール. 日本消化器内視鏡技師会会報48号別刷, 2012.

19) Kovaleva J, Peters FT, van der Mei HC, et al：Transmission of infection by flexible gastrointestinal endoscopy and bronchoscopy. Clin Microbiol Rev, **26**(2)：231-254, 2013.

年　月　日

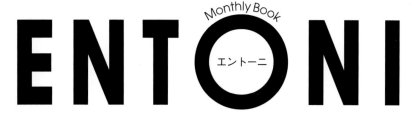

FAX 専用注文書

「Monthly Book ENTONI」誌のご注文の際は，このFAX専用注文書もご利用頂けます．また電話でのお申し込みも受け付けております．
毎月確実に入手したい方には年間購読申し込みをお勧めいたします．また各号1冊からの注文もできますので，お気軽にお問い合わせください．

バックナンバー合計
5,000円以上のご注文
は代金引換発送

―お問い合わせ先―
㈱全日本病院出版会 営業部
電話 03(5689)5989　　FAX 03(5689)8030

□年間定期購読申し込み　No.　　　から

□バックナンバー申し込み

No. － 冊	No. － 冊	No. － 冊	No. － 冊
No. － 冊	No. － 冊	No. － 冊	No. － 冊
No. － 冊	No. － 冊	No. － 冊	No. － 冊
No. － 冊	No. － 冊	No. － 冊	No. － 冊

□他誌ご注文

　　　　　　　　　　冊　　　　　　　　　　　　冊

お名前　フリガナ　　　　　　　　　㊞　　電話番号

ご送付先　〒　－

　　□自宅　　□お勤め先

領収書　無・有（宛名：　　　　　　　　　　）

FAX 03-5689-8030 全日本病院出版会行

FAX 03-5689-8030
全日本病院出版会行

年　　月　　日

住 所 変 更 届 け

お 名 前	フリガナ	
お客様番号		毎回お送りしています封筒のお名前の右上に印字されております8ケタの番号をご記入下さい。
新お届け先	〒　　　　都道府県	
新電話番号	（　　　　　　）	
変更日付	年　　月　　日より	月号より
旧お届け先	〒	

※ 年間購読を注文されております雑誌・書籍名に✓を付けて下さい。

☐ Monthly Book Orthopaedics（月刊誌）

☐ Monthly Book Derma.（月刊誌）

☐ Monthly Book Medical Rehabilitation（月刊誌）

☐ Monthly Book ENTONI（月刊誌）

☐ PEPARS（月刊誌）

☐ Monthly Book OCULISTA（月刊誌）

FAX 03-5689-8030

全日本病院出版会行

Monthly Book ENTONI バックナンバー

2024. 12. 現在

No.248　編集企画／神田幸彦
補聴器・人工中耳・人工内耳・軟骨伝導補聴器
　―聞こえを取り戻す方法の比較―

No.249　編集企画／將積日出夫
エキスパートから学ぶめまい診療　増大号　4,800円＋税

No.250　編集企画／藤枝重治
詳しく知りたい！舌下免疫療法

No.253　編集企画／小林一女
聴覚検査のポイント―早期発見と適切な指導―

No.257　編集企画／市村恵一
みみ・はな・のどの外来診療 update
　―知っておきたい達人のコツ 26―　増刊号　5,400円＋税

No.258　編集企画／佐野 肇
耳鳴・難聴への効果的アプローチ

No.262　編集企画／中田誠一
ここが知りたい！ CPAP 療法

No.263　編集企画／小林俊光
エキスパートから学ぶ最新の耳管診療　増大号　4,800円＋税

No.266　編集企画／室野重之
知っておきたいみみ・はな・のどの感染症
　―診断・治療の実際―

No.267　編集企画／角南貴司子
"めまい"を訴える患者の診かた

No.268　編集企画／野中 学
頭痛を診る―耳鼻いんこう科外来での pitfall―

No.269　編集企画／鈴木幹男
耳鼻咽喉科頭頸部外科手術の危険部位と合併症
　―その対策と治療―

No.270　編集企画／櫻井大樹
耳鼻咽喉科医が知っておきたい薬の知識
　―私はこう使う―　増刊号　5,400円＋税

No.271　編集企画／伊藤真人
子どもの難聴を見逃さない！

No.272　編集企画／朝蔭孝宏
高齢者の頭頸部癌治療
　―ポイントと治療後のフォローアップ―

No.273　編集企画／吉川 衛
Step up！鼻の内視鏡手術―コツと pitfall―

No.274　編集企画／平野 滋
みみ・はな・のど アンチエイジング

No.275　編集企画／欠畑誠治
経外耳道的内視鏡下耳科手術（TEES）

No.276　編集企画／吉崎智一
耳鼻咽喉科頭頸部外科　見逃してはいけないこの疾患　増大号　4,800円＋税

No.277　編集企画／折田頼尚
どうみる！頭頸部画像―読影のポイントと pitfall―

No.278　編集企画／木村百合香
耳鼻咽喉科領域におけるコロナ後遺症
　―どう診る，どう治す―

No.279　編集企画／工 穣
オンライン診療・遠隔医療のノウハウ
　―海外の状況も含めて―

No.280　編集企画／藤本保志
嚥下障害を診る

No.281　編集企画／山﨑知子
ヒトパピローマウイルス（HPV）
　―ワクチン接種の積極的勧奨にあたり知っておくべき知識―

No.282　編集企画／萩森伸一
顔面神経麻痺を治す

No.283　編集企画／守本倫子
見逃さない！子どものみみ・はな・のど外来診療　増刊号　5,500円＋税

No.284　編集企画／山本 裕
みみを診る―鑑別診断のポイントと治療戦略―

No.285　編集企画／三澤 清
頭頸部癌治療の新しい道―免疫・薬物療法―

No.286　編集企画／清水猛史
アレルギー性鼻炎・慢性副鼻腔炎の薬物療法
　―適応と効果―

No.287　編集企画／古川まどか
頭頸部外来診療におけるエコー検査活用術

No.288　編集企画／堀井 新
めまい検査を活用しよう―適応と評価―

No.289　編集企画／大島猛史
みみ・はな・のど"つまり"対応　増大号　4,900円＋税

No.290　編集企画／山下 勝
大人と子どもの首の腫れ

No.291　編集企画／楯谷一郎
頭頸部外科領域における鏡視下・ロボット支援下手術

No.292　編集企画／近松一朗
知っておくべきアレルギー・免疫の知識

No.293　編集企画／角田篤信
みみ・はな・のど診療に内視鏡をどう活かすか？

No.294　編集企画／細井裕司
軟骨伝導聴覚―耳鼻咽喉科医に必要な知識―

No.295　編集企画／高野賢一
扁桃手術の適応と新しい手技

No.296　編集企画／曾根三千彦
みみ・はな・のど鑑別診断・治療法選択の勘どころ　増刊号　5,500円＋税

No.297　編集企画／小川恵子
漢方治療を究める

No.298　編集企画／藤原和典
外来でみる甲状腺疾患

No.299　編集企画／野口佳裕
知っておきたい耳鼻咽喉科の遺伝性疾患
　―診断と対応―

No.300　編集企画／堤 剛
めまい―診断と鑑別のポイント―

No.301　編集企画／阪本浩一
聞き取り困難症―検出と対応のポイント―

No.302　編集企画／田中康広
第一線のエキスパートが教える耳科・鼻科における
術前プランニングと手術テクニック　増大号　4,900円＋税

No.303　編集企画／小川武則
リハビリテーションを活かそう
　―耳鼻咽喉科頭頸部外科領域―

No.304　編集企画／林 達哉
"口とのど"の悩みに応える

通常号⇒ No.278 まで　本体 2,500 円＋税
　　　　No.279 以降　本体 2,600 円＋税
※その他のバックナンバー，各目次等
の詳しい内容は HP
（www.zenniti.com）をご覧下さい．

89

次号予告

年代別
補聴器・人工内耳装用の実際

No. 306（2025 年 2 月号）

編集企画／国際医療福祉大学三田病院教授
岩崎　聡

補聴器・人工内耳が対象になる 先天性難聴の原因	本藏　陽平
補聴器・人工内耳が対象になる 遅発性難聴の原因	吉村　豪兼
年代別の補聴器・人工内耳の 適応について	吉田　忠雄
年齢を考慮した補聴器両耳聴効果	西山　崇経
年齢を考慮した人工内耳両耳聴効果	中西　啓
年代別の装用効果の評価検査法	石野　岳志
年代別の補聴による脳機能の 変化について	山崎　博司
一側性難聴に対する年代別の 補聴器・人工内耳の選択	高橋　優宏ほか
補聴器・人工内耳による リハビリテーション ―ダイレクト・インプット法と 対面でのリハビリテーション―	松田　悠佑
年代別の遠隔マッピングについて	實川　純人ほか

編集顧問：本庄　巌　　京都大学名誉教授

小林　俊光　　仙塩利府病院
　　　　　　　耳科手術センター長

編集主幹：曾根　三千彦　名古屋大学教授

香取　幸夫　　東北大学教授

No. 305　編集企画：
矢野寿一　奈良県立医科大学
　　　　　微生物感染症学講座教授

Monthly Book ENTONI　No.305

2025 年 1 月 15 日発行（毎月 1 回 15 日発行）

定価は表紙に表示してあります.

Printed in Japan

発行者　末　定　広　光
発行所　株式会社　全日本病院出版会
〒 113-0033 東京都文京区本郷 3 丁目 16 番 4 号 7 階
　　　　電話（03）5689-5989　Fax（03）5689-8030
　　　　郵便振替口座 00160-9-58753

Ⓒ ZEN・NIHONBYOIN・SHUPPANKAI, 2025

印刷・製本　三報社印刷株式会社　　　電話（03）3637-0005
広告取扱店　株式会社文京メディカル　電話（03）3817-8036

- 本誌に掲載する著作物の複製権・翻訳権・上映権・譲渡権・公衆送信権（送信可能化権を含む）は株式会社 全日本病院出版会が保有します.
- JCOPY ＜（社）出版者著作権管理機構　委託出版物＞
本誌の無断複写は著作権法上での例外を除き禁じられています. 複写される場合は, そのつど事前に, (社)出版者著作権管理機構（電話 03-5244-5088, FAX 03-5244-5089, e-mail: info@jcopy.or.jp）の許諾を得てください. 本誌をスキャン, デジタルデータ化することは複製に当たり, 著作権法上の例外を除き違法です. 代行業者等の第三者に依頼して同行為をすることも認められておりません.